中医师承学堂

黄金昶肿瘤并发症诊治发微

继承创新 中西并重

黄金昶 著

中国中医药出版社
全国百佳图书出版单位
·北京·

图书在版编目（CIP）数据

黄金昶肿瘤并发症诊治发微 / 黄金昶著 . —北京：
中国中医药出版社，2021.2
（中医师承学堂）
ISBN 978-7-5132-6447-1

Ⅰ . ①黄… Ⅱ . ①黄… Ⅲ . ①肿瘤—并发症—诊疗
Ⅳ . ① R730.6

中国版本图书馆 CIP 数据核字（2020）第 181846 号

中国中医药出版社出版
北京经济技术开发区科创十三街 31 号院二区 8 号楼
邮政编码 100176
传真 010-64405721
保定市中画美凯印刷有限公司印刷
各地新华书店经销

开本 710×1000 1/16 印张 12.75 字数 214 千字
2021 年 2 月第 1 版 2021 年 2 月第 1 次印刷
书号 ISBN 978－7－5132－6447－1

定价 52.00 元
网址 www.cptcm.com

社长热线 010-64405720
购书热线 010-89535836
维权打假 010-64405753

微信服务号 zgzyycbs
微商城网址 https://kdt.im/LIdUGr
官方微博 http://e.weibo.com/cptcm
天猫旗舰店网址 https://zgzyycbs.tmall.com

如有印装质量问题请与本社出版部联系（010-64405510）

《黄金昶肿瘤并发症诊治发微》

整理者（按姓氏笔画排序）

万宇翔　田叶红　刘泽宇　齐雪维

邱晓伟　邱钰芹　姜　欣　董珍珍

作者简介

黄金昶，男，汉族，祖籍河北省泊头市，中国民主同盟盟员。

1998 年获北京中医药大学中西医结合肿瘤内科学博士学位。

2005 年在中日友好医院晋升为主任医师。

2006 年任北京中医药大学教授、博士研究生导师。

现为北京中医药大学学术委员会委员、针灸肿瘤研究所负责人、第三临床医学院针灸微创肿瘤科科主任。

黄金昶教授提出了较为完善的中医肿瘤辨证论治体系，建立了较为完善的肿瘤外治体系，是我国针灸治疗肿瘤研究的先行者。黄金昶教授首先用药代动力学证实针刺可增加肿瘤局部药物浓度，为中医增加化疗、免疫检测点抑制剂疗效提供了理论依据；最先提出将化疗、靶向药物寒热燥湿分类，结合不同肿瘤及不同肿瘤部位用药，提高了治疗效果；最先提出并实施针刺配合超低位直肠癌新辅助化疗，解决了保肛控便、艾灸改善肿瘤患者基础免疫等国际难题。

黄金昶教授目前担任中华中医药学会肿瘤创新联盟主席，世界中医药学会联合会肿瘤外治法专业委员会副会长、经皮给药专业委员会副会长，《中国针灸》《中国临床医生杂志》编委等。

内容提要

本书是黄金昶教授继《黄金昶中医肿瘤辨治十讲》《黄金昶肿瘤专科20年心得》《黄金昶中医肿瘤外治心悟》《黄金昶中西医结合肿瘤思辨实录》后的又一力作，对肿瘤并发症尤其疑难并发症做了深度阐释，融入其近年来对肿瘤并发症的诸多新见解、新疗法，是其对肿瘤并发症个人研究应用的全面展示。

本书有两大鲜明特点。一是独特创新，全面实用：书中所载内容全部为其临床所得、所用，且对每一个症状都有详细辨证论治要点，重点突出、方法宜行、取效快捷。二是穷致其理，中西并重：对每一个症状中西医诊治优劣性详细分析，并对其优势作用阶段、作用靶点深度思考分析，用其长，避其短，让中西医有机结合，疗效达到最佳。

本书可供肿瘤科医生、中医药院校学生、中医爱好者、肿瘤患者及其家属阅读使用。

前　言

国家癌症中心统计数据显示，2015 年我国恶性肿瘤发病约 392.9 万人，死亡约 233.8 万人，发病率以每年 3.9% 的速度增幅，死亡率以每年 2.5% 的速度增幅。预计到 2020 年，美国将新增癌症病例 180.659 万，新增死亡病例 60.652 万。不只中美，在世界上很多国家，肿瘤已成为严重影响人类健康的常见病、高发病。为防治迅猛发展的肿瘤，我国部分地级市建有肿瘤医院，绝大多数县中医院也设有肿瘤科，然而在肿瘤的很多领域，我们同行的治疗方案多跟随美国国立综合癌症网络（NCCN）指南，鲜能引领学科前沿或有自己独立的学术观点。

肿瘤患者多逝于并发症，肿瘤科所见症状虽多无特异性，但治疗却有其特殊性；有些症状非内科所能见，医者较难驾驭。尤难的是针对有些症状医学尚无良策，全球同道都在补充与替代医学上寻求突破，如美国针灸界同仁 2017 年 11 月在线发表在 *Journal of the National Cancer Institute* 上题为 *The National Cancer Institute's Conference on Acupuncture for Symptom Management in Oncology: State of the Science, Evidence, and Research Gaps* 的文章，重点探讨针灸在癌痛、手足综合征、化疗呕吐、癌因性疲乏等肿瘤常见并发症的系统循证研究。目前，针刺治疗化疗呕吐已被西医同道认同并写进 NCCN 指南。有关针刺和（或）穴位按压治疗癌痛的研究或 meta 分析被 JAMA、JAMA ONCOL 接收，全球都在渴望中医药在治疗肿瘤并发症中发挥重要作用。

我国作为中医药发源地，有理由也理应在中医治疗肿瘤及其并发症中取得系列标志性成果。30 年来，我不停思考、探索、实践，再思考、再实践，经历过无数临床疑难问题的大疑大悟、小疑小悟后终有所获，对许多疑难问题有了独到见解，临证每每取效且起效甚捷。

我天生愚钝，但非常勤勉，又心存善念，临证犹如天助，每思必有果。今怀感恩之心，把所思所得公之于世，愿与同道共享，权为中医肿瘤学振兴尽微薄之力。

本书同其姊妹书《黄金昶肿瘤专科20年心得》一样，特点鲜明，主要体现在以下几个方面。

一、独特创新，全面实用

书中所载内容全部为自己临床所得、所用，较既往几部专著又有许多新见解，如治疗腹水、脑积液、单侧下肢水肿、上腔静脉综合征、进食哽噎、贫血、粒细胞减少、失眠、体温偏低等都是近年来的新发现、新经验；有些看似是以前书中内容，实则增加了新内容，如脑积液督脉与膀胱经拔罐祛湿、不完全性肠梗阻加强八髎火针、乳腺癌术后上肢水肿毫韧针松解极泉穴等，不一而足，极大地丰富了新兴中医肿瘤学内容。

书中对每一个症状都有详细的辨证论治核心要点，让每位读者有证可循、有机（病机）可抓，基本上肿瘤科见到的症状本书皆有论述，且治疗绝非一招一式，多思路、多方法、多途径解决肿瘤疑难并发症。

“创新、实用”是本书的灵性所在。

二、穷致其理，中西并重

朱熹强调“穷理以致其知，反躬以践其实”。医学是实践科学，性命所系，稍有不慎，生命旋即消失。医者治病必明其理，做到格物致知。中西医临证当持其长，取其优，避其短。然而无论国内国外，医者对中西医优劣不甚明了，很难做到中西医结合、中西医融合、中西医互通。我临证喜明辨药物治病机理与不良反应，了解药物之偏，寻求中西医结合之点，如重组人粒细胞集落刺激因子升粒细胞会造成骨髓抑制与肾衰竭、急性肺损伤等，结合卫阳所化生和分布部位，就可以明确艾灸升白细胞的可行性与正确性，了解艾灸强在刺激骨髓造血，重组人粒细胞集落刺激因子重在促粒细胞成熟释放到外周血。艾灸和重组人粒细胞集落刺激因子的作用位点不同，联用并不矛盾，而且有协同作用。再如西医止吐药物，目前止吐药物可使患者无物可吐，但患者会干呕、恶心，西药缺少的是什么成分？胃肠动力药物。而恰恰中医在促进胃肠动力方面有明显优势，如能用胃肠动力中药配合西医止吐药物，患者还哪有呕吐之理？再如脑积液，按肌筋膜理论，人体有两个大的循环腔，脑脊液与脊髓液是一个循环腔，其相关性多用在诊断方面，治疗方面则鲜有人知。我们在督脉、膀胱经拔罐祛湿非常好地解决了脑积液的难题。此外，促红细胞生成素不仅能治疗肿瘤患者的贫血，还能治疗肾性贫血、类风湿引起的贫血。要研究骨髓造血就要深入研究黄骨髓、红骨髓的成分区别与转化条件，在此基础上就能够明白纠正贫血不仅要补脾，更要补肾，兼要祛湿。所以采用艾灸升红细胞时，我选用艾灸脾俞、肾俞、命门以补脾肾；选用艾灸膈俞、膏肓祛湿，促使黄骨髓转化为红骨髓并释放到外周血。

同时，还要仔细分析疾病之根，寻找中医治疗手段。如治疗乳腺癌术后上肢肿胀是一个国际难题，单纯用“血不利则为水”“水肿，腰以上可汗”理论指导治疗起效较慢，如能认识到水肿是术口部位郁阻不通，在极泉及其附近结节处用毫韧针松解，就能又好又快地解决术后上肢肿胀这一难题。再如粒细胞减少症，在我们还没认清白细胞减少应如何用中医辨证时，就更别提粒细胞减少的中医辨证了。要提升粒细胞数量，必须认识到粒细胞是巨噬细胞一种类型，当异物出现时，巨噬细胞会汇聚在异物局部，那就可以理解创造异物就能提升粒细胞数。据此，我们提出刮痧升粒并广泛用于临床，效果满意。我们津津乐道的中医“提高”免疫功能有可能是个错误概念，因为免疫功能的增强不一定对机体产生益处。随着肿瘤免疫研究的深入，人们发现，许多免疫细胞具有双重性，如 Th1/Th2、Mø1/ Mø2，其在肿瘤发生发展过程中发挥着不同的作用，且可互相转化。而中医对免疫功能的影响更多的是促进其朝着抑瘤方向转化，所以用“改善”免疫功能更贴切一些。再如中医将毛发混为一谈，都为肾所主，经常“眉毛胡子一起抓”，但仔细观察后可以发现，眉毛长到一定程度就不再长了。为何古人有“寿眉”一说？为何古人用蔓荆子粉治疗眉落？思悟从五脏功能分析，眉毛与肝关系最为密切，用补养肝血祛风药治疗化疗脱眉有效。

“穷理以致其知”是本书的亮点所在。

有缘和诸君结识于本书，期望此书助你明其理、熟其用、穷其变，救病患于危急，期盼天下再无病痛。

黄金昶

2020 年 7 月 26 日于寓所

目 录

contents

第一章　恶性胸腔积液诊治要点

胸水是恶性肿瘤晚期常见并发症之一，常可引起呼吸困难、食欲减退等。胸水量大或胸水引起明显喘憋时，必须胸水引流。胸水较腹水有效的治法更多，容易治愈。

一、西医治疗要点

1. 根据胸水颜色胸腔给药

胸水颜色是不一样的，绝大多数是淡黄色的，少数是血性的，偶尔能见到乳糜状的。颜色不同，中医辨证不同，用药也不一样，胸水的颜色可以用来辨证。

淡黄色的胸水，根据病机十九条“诸病水液，澄澈清冷，皆属于寒”，辨证属寒，用有温阳作用的细胞白介素 –2（IL–2），一次胸腔注射 200 万～ 300 万单位效果满意。为何选 IL–2，是因为 IL–2 静脉注射会引起皮肤毛细血管通透性增加，出现皮肤潮红，IL–2 药物偏热应该无疑。在胸水治疗用药上曾经历过胸腔注射化疗药物、高聚生、抗肺癌核糖核酸、抗乳腺癌核糖核酸、榄香烯等，最后选定 IL–2，是因为 IL–2 治疗淡黄色胸水效果好。

血性积液是偏热。胸腔推注注射用血凝酶 2KU 或 3KU，血凝酶性偏凉，能止血，自然能治疗血性胸水。

乳糜样积液用贝伐珠单抗 200mg 胸腔注射。乳糜胸水多是肿瘤浸润到淋巴管，淋巴液漏出出现的，用 VEGF 抑制剂（贝伐珠单抗）可减少肿瘤局部血管数目，从而减少淋巴管压力。淋巴管压力减小了，乳糜胸水就减少了。

2. 关注胸腔积液第一次引流量

一般胸水引流后症状就能缓解一些。切记：首次胸腔积液引流量不要超过 800mL，以防纵隔摆动而突发心脏疾患。再次引流时引流量可以适当增加。

3. 包裹性胸腔积液处理

胸腔积液出现分隔时，称为包裹性胸腔积液。胸腔积液一旦出现分隔，很难引出较大量胸水，属于较难治愈的胸腔积液。为何会出现分隔，是因为胸水里有太多的蛋白、太多的热量，如同势均力敌的军阀混战割据一方。治疗可用糜蛋白酶胸腔注射溶解网格状组织。糜蛋白酶是胰腺分泌的一种蛋白水解酶，能迅速分解变性蛋白质。胸膜腔内注入 50mL 生理盐水溶液 + 糜蛋白酶 8000U，可使分隔融合在一起，这时再做胸水引流效果就好。针刺对该种积液也有较好疗效。

二、中医思辨要点

中医将胸水与悬饮联系起来，多认为里边有饮，外边有寒。中医对痰湿饮有明显界限，饮邪多为孤立局限在某一处。我喜用自然界“湿地”来形容痰湿饮三种邪气。痰是“湿地”中的有形“土丘”，湿是土与水混在一起的“泥”，饮则表现为孤立存在的“湖泊”。胸水和心包积液是孤立的，与器官分开的，这是饮邪的特点。《金匮要略·痰饮咳嗽病脉证并治》云“病痰饮者，当以温药和之”，强调的是饮邪用温阳化饮的方法治疗。饮邪远较湿邪、痰邪容易治疗，所以胸水和心包积液用中医治疗效果要好一些。

治疗胸水首先要明确胸水的脏腑经络辨证！古代没有影像学，没有超声，很难确定胸水，所以古代没有治疗胸水的经验可循。十枣汤本是治疗悬饮的，但治疗胸水效果并不好，变通的十枣汤治疗胸水也不好。为何？十枣汤侧重治疗肺（大戟、芫花主治）与胸膜（甘遂主治）之湿饮，缺少散寒解表药物。从六经来看，胸水是属表，属里，还是半表半里？从针刺起效后患者反应来看，既有小便明显增多者，又有水样腹泻者，还有濈然汗出者，其表现当属半表半里。

1. 汤药注重祛寒湿 / 寒饮

《金匮要略·水气病脉证并治》云：“诸有水者……腰以上肿，当发汗乃愈。”胸水自然也属水，在“腰以上”，当“可汗”，使用九味羌活汤、小青龙汤、荆防败毒散等方药半个月可起效。胸水伴胸痛可用祛风除湿、理气活血功效更强的九味羌活汤，胸水不伴有胸痛的可用小青龙汤或九味羌活汤。脉象濡者，多为寒湿较重，可选小续命汤。万变不离其宗，治疗胸水必须要祛除肌表的寒湿 / 寒饮。

特别提醒：汤药起效较慢，如患者喘憋较重，必须先胸水引流。

中药外敷也是治疗胸水的一个手段，我的阴证方加龙葵 120g，水煎外敷胸水侧胸壁有一定疗效。阴证方中也有川椒、川乌、草乌等温散经络寒湿的外用药物。

2. 针刺治疗胸水的优势

我是国内外最早应用针刺治疗胸水的，常用穴位有期门、云门、京门、章门、关元、中极、水道、归来，选穴之理见《黄金昶中西医结合肿瘤思辨实录》一书。这些穴位中，期门不可少，京门不可缺，关元、中极、水道、归来不可无。中医学认为，脾、肺、肾、三焦与津液输布密切相关，殊不知，肝在津液输布中也发挥着重要作用。无论肺病还是肾病都不容易出现胸腹水，即使肾癌也较少出现胸腹水。但肝病不一定非严重到肝癌才出现腹水，多数肝硬化患者都会出现腹水，更别说多数肝癌患者是因为腹水而离世的。胸腹水的出现与肝主疏泄、少阳相火输布下焦元气到五脏六腑、四肢百骸的功能有关。期门是治疗胸腹水的一个重要穴位。胸部四个门（云门、期门、章门、京门）如同胸水引流管引流，对改善胸水引起的胸闷喘憋症状效果很好。

3. 离照艾艾灸局部

出现胸水后，患者可以自行用离照艾艾灸胸壁上的期门、章门、京门等穴位，也有较好的除胸水效果。

注意：胸水部位拔罐不但不能将饮邪排出，反而会造成皮下水肿。

4. 饮食精神调护

胸水患者保持心情舒畅有利于胸水消除。

避风寒，不能着凉。夏天吹空调很容易出现胸水。

忌甜食（包括水果、蜂蜜、蛋糕、糖、红薯、酸奶等甜味食品）。

（万宇翔整理）

第二章　恶性腹水诊治要点

腹水是晚期肿瘤常见并发症之一，严重影响患者饮食与生活质量。恶性腹水是恶性积液中最难治愈的。腹水古属“鼓证”，是中医四大难症之一，因为古代没有影像学、超声学检查，故单靠症状缓解很难客观评价其疗效，且可真正借鉴的古代先贤文献并不多。我经过多年的临床研究，总结出系列治疗腹水的有效方案，以供大家参考。

一、西医治疗要点

治疗恶性腹水前必须关注的：第一个是肾功能，比如小便量减少，肾功能出现异常，必须尽快腹水引流。只有肾前性压力减轻了，肾的血流灌注量增大，肾功能才能恢复，肾功能恢复后再考虑中医治疗。第二个是要高度关注肝脏病变，超声或CT/MRI提示肝的门静脉增宽，这时要先处理肝脏；降低门静脉高压有利于腹水消失，这点很重要，也很关键。门静脉高压不一定表现为出血，也可以表现为腹泻，当然可以表现为腹水，病情轻一点的话表现为腹胀、食欲减退、肝区疼痛。第三个是要看血白蛋白，如低蛋白血症，首先补蛋白、利尿，有时补蛋白利尿也能让腹水消失。补蛋白时要查肾功能，如果肾功能异常是由腹水引起的，可以补蛋白利尿。

1. 腹水引流：腹水引流是腹水常用的治疗方法，可以缓解部分患者的腹胀，但治标不治本，而且腹水中有大量白蛋白丢失，反而会加重患者衰竭。

2. 腹腔给予化疗药物及靶向药物：对化疗敏感的肿瘤，如卵巢癌，部分患者化疗时腹水会减少甚或消失，但是大多数肿瘤，化疗治疗腹水效果不佳。目前有人采用腹腔注射贝伐珠单抗进行治疗，效果也有限。

二、中医思辨要点

近期有人报道了治疗腹水的有效方剂，如鸡矢醴、臌症丸、十枣汤，客观地讲，疗效一般。《方剂学》教材中利水逐水的方剂很多，但治疗恶性腹水有效者鲜见。

经过几十年的临证，我逐渐摸索出腹水的三个中医辨治分型，临床取得了满意疗效。这三个类型分别是肝胆湿热型、脾肾阳虚型、肾气不足型。

1. 分型论治

（1）肝胆湿热型：辨证要点是腹胀明显，有的患者腹水不多甚或很少也腹胀难忍，“诸胀腹大，皆属于热”，这属于火热因素，有时候两肋撑胀、上腹部饱满、厌油腻。可选用柴胡达原饮。

针刺可以根据中医辨证选用一些穴位，比如期门、中脘、水分、中极、腹结、大横、府舍、内关、阴陵泉。

无论胸水还是腹水，期门都是非常关键的一个穴位。从上到下，穴位分别是建里、下脘、水分。建里就是小建中汤的含义；下脘是往下排泄的；水分是分清泌浊，把水液从小便、大便排泄出去。其他还有中极、腹结、府舍等穴位。府舍是治腹水非常重要的一个穴位，府舍、腹结、大横皆在脾经，可以祛湿。府舍穴是交通体内外、有少阳作用的穴位，这个穴位可以通利大小便，也可以发汗，可以将体内湿邪通过大小便排泄出去。

（2）脾肾阳虚型：即使有腹水也不一定腹部很胀，但是腹部怕凉，手脚不温，下肢或肿。下肢肿往往是指凹性的。触摸患者腹部，小腹部冷。方药选用陈修园的消水圣愈汤（桂枝汤去白芍，加麻附辛、知母）。也可以药灸神阙穴，将“离照散”（细辛 3g，黄芪 10g，桂枝 10g，龙葵 10g，川椒目 10g）研成细末，取适量，填满肚脐，之后用离照艾艾灸。特别强调两点：①第一次用需要 3 个小时，可能会出水疱，否则水很难消除。第二次以后每次艾灸 1 小时。印象最深的是，一位西安的胆管癌大量腹水的女患者，第一次女儿给母亲灸了 7 个小时，第 2 天腹围就明显缩小。②艾条质量很关键，也是艾灸疗效的关键因素，推荐选用离照艾。假如小腹特别凉，这时必须艾灸中极，否则腹水难消。治疗腹水绝不是千篇一律地药灸神阙穴，当腹水难消时，我们不妨查看患者腹部，寻找寒凉部位，艾灸寒凉部位的穴位，腹水就会减少和消除。药灸神阙穴，腹水消除后蛋白会沉积在肠系膜，易造成肠粘连，可以在艾灸的同时抖腹直肌，以防止肠粘连发生。

（3）肾气不足型：与脾肾阳虚型患者的特点一样，有腹水不一定特别腹胀，其特点是小便量少，用利尿药小便就增多。这往往是肾气不足的表现，用六味地黄丸就有效。药灸神阙穴也有效。

2. 腹水相关症状处理

（1）腹胀：迅速缓解腹胀的小窍门，是查看腹水患者足内侧脾经走行区域有无一暗黑色血管，如有，用注射剂针头点刺放血，血出胀减。《灵枢·水胀》云："肤胀、鼓胀可刺邪？岐伯曰：先泻其胀之血络，后调其经，刺去其血络也。"大腹属脾，刺脾络可治疗腹胀。

（2）针眼渗液：腹水引流，拔管后多见从针眼往外渗液，常规方法是不停地用纱布加压，但效果不明显。这时可在针眼处盖块纱布，用艾条灸针眼。理由是针眼流出的腹水含有大量蛋白，蛋白质受热会凝固，艾灸可以使针眼溢出的腹水蛋白凝固，挤压填充在针眼部位，从而阻止针眼渗液。

（3）针眼部位新生肿物：部分患者胸腹水引流后，因为引流处压力较大，容易癌细胞堆积，故拔管后针眼部位会继发新的肿物。这时可在针眼部位火针围刺，每日 1 次，连续 7 天，使新生肿物消失。为了预防针眼部位新生肿物，可以在针眼部位火针围刺，每日 1 次，连续 3 日。

（万宇翔整理）

第三章　心包积液诊治要点

心包积液临床常见，多由肺癌、淋巴瘤、乳腺癌浸润引起。中医学认为，心包积液的出现多是患者在恐惧紧张情况下受凉引起。

一、西医治疗要点

一旦出现心包积液，必须让患者做超声心动，观察心包积液的量。如超声心动提示心包积液≥ 2cm，则为大量。大量心包积液必须尽快处理，否则劳累、紧张、感寒会引起心包填塞，有生命危险。大量心包积液必须引流或行外科心包开窗术。

大量心包积液的患者多表现为端坐呼吸、厌食、肝功受损，有时双下肢水肿，出现这些症状和体征时要注意检查心包积液情况。

二、中医思辨要点

对于中少量心包积液可以艾灸虚里。离照艾艾灸虚里效果非常明显，每日 1 次，每次半小时以上。注意选穴时女性尤其老年女性应取卧位，虚里在左乳头下心尖搏动处。

针对心包积液我曾试过真武汤、桂枝加附子汤，效果均不明显。后来思琢心包积液是心包代心受邪，心为太阳，心包出现积液必定阳气大虚。虚里就是心包位置，艾灸虚里就能治疗心包积液。多数患者艾灸虚里 1 个月，再次复查时心包积液消失。

恶性心包积液即使引流也难治愈，在引流时艾灸虚里，心包积液可以消失，引流管可以拔出，这也是艾灸治疗心包积液的优势所在。

（万宇翔整理）

第四章　脑积液诊治要点

脑积液与腹水远较心包积液、胸水难以治愈，而且诸多脑转移肿瘤、原发性脑瘤可引起脑积液。脑积液也是肿瘤常见并发症之一，也是容易危及生命的并发症。

一、西医治疗要点

口服药物多为糖皮质激素，如地塞米松、强的松，长期服用，疗效一般。

静脉给药多为甘露醇、甘油果糖脱水，长期应用不仅对肾功能有损伤，而且随着用药时间延长效应逐渐减低。

对于脑积液，脑外科通常采用颈静脉胸腹腔引流的方法，但疗效不能持久。

近年来，贝伐珠单抗治疗脑积液有一定疗效，但多次应用后会产生耐药。无论肿瘤局部治疗，还是对症治疗，只能是暂时缓解脑积液引起的症状，很难做到根除。

二、中医思辨要点

治疗脑积液，中医有明显优势。

1. 药灸百会穴

先把百会穴毛发剃掉，离照散药粉蜂蜜调和，放于百会穴。离照艾艾灸，每次半个小时，每日 1 次。之所以选蜂蜜做溶剂有两个原因，一个是蜂蜜黏性很强，容易将药物黏在一起；二是蜂蜜本身就是透皮剂，能够促进药物吸收。特别提醒：谨防烫伤。有的家属比较急，加大强度灸 1 个小时，因为头皮很薄，很容易灼伤头皮。

2. 中药

（1）风引汤：患者寸脉浮 / 浮滑，头重脚轻，辨证属虚阳夹实火上炎，选用《金匮要略》的风引汤。

（2）假如患者左边尺脉弦，为水蓄膀胱，选用《伤寒论》的五苓散。

3. 拔罐

脑脊液循环颅脑与督脉相关的脊髓是一个腔。脑水肿时脊髓腔压力也会高，通过减轻脊髓腔压力，颅脑压力也会减轻。降低脊髓腔压力可采用督脉拔罐，记住是拔罐，不是刺络拔罐。用火罐或气罐从大椎到长强密集排列，第一次拔罐时间半小时以上，目的是让罐下起疱，以除湿气。半小时后将罐拿下，用 1mL 注射器针头将疱刺破，用棉签将水挤出，继续在原处拔罐，半小时后起罐，再次刺破水疱，棉签挤压，碘伏消毒，盖纱布。3 天内不洗澡、不接触污染物等。假如拔罐不容易起疱，可先在督脉走罐或刮痧，让皮肤汗毛孔孔道打开、腠理松弛，如此再次拔罐容易起疱，5 ～ 7 天 1 次。

除了督脉，可以加上膀胱经拔罐。膀胱经不仅有寒水，还有瘀血。膀胱经还络于脑，膀胱经拔罐可以祛湿、活血。

可以在百会拔罐吗？百会穴毛发多，不容易拔罐，如能将毛发剃掉，患者头皮比较松的话可以在百会拔罐。百会拔罐祛湿降压更直接。

水湿消失了，脑积液就会明显缓解，且不容易反弹。

4. 浮针

如果患者头疼严重，可以在头部百会穴附近做浮针治疗。我用蝶形输液针头，压住头皮进针，做扇状剥离，血出痛减，起效非常快。

艾灸是治疗脑积液很关键的一个方法。但我发现，若大椎局部气血不通，艾灸时会头痛加重或者出现牙痛，这种情况下可先用浮针疏通大椎局部。浮针治疗之后，艾灸百会效果就明显了。

5. 手法

脑积液患者的颈部或多或少会不适，多数患者颅底肌肉疼痛。这种情况可以通过松解颅荐椎，缓解颅压增高症状。其实疼痛点 / 不适点就是张力增高了，通过手轻柔地抠拨颅底紧张的区域和结节，疼痛就会很快缓解，颅压也会降低。

（万宇翔整理）

第五章　恶性肠梗阻诊治要点

恶性肠梗阻是肿瘤常见并发症，也是非常棘手的并发症。目前常采用禁食水、胃肠减压、抗炎、静脉营养等内科治疗，疗效有限。我在临床上除了采用西医常规治疗，还配合中医疗法，疗效较好。

一、临床诊断

恶性肠梗阻的初筛检查为立位腹平片，其影像学特点：气液平伴梗阻点近段肠管扩张。根据扩张肠管形态及位置可粗略判断是高位肠梗阻（空肠以上肠段）还是低位肠梗阻（回肠、结肠）。需要关注梗阻点数量，一般来说气液平越多，梗阻点越多，治疗难度越大。立位腹平片操作方便、价格低廉，但检查结果较粗略，无法判断梗阻原因。

要进一步确定梗阻部位，并分析出梗阻原因，需完善腹盆腔CT。肠梗阻的CT可见：梗阻点近段肠管积气扩张，肠壁变薄，可见气液平（注意气液的比例），梗阻点处可见粪便或肿物压迫，腹膜增厚，肠系膜大网膜增厚，肠管受侵或腔内占位，注意有无肠道水肿、腹腔淋巴结转移、腹腔积液。通过CT检查，有助于判别是机械性肠梗阻，还是动力性肠梗阻。

二、肠梗阻分型

恶性肠梗阻常见类型有机械性肠梗阻、动力性肠梗阻、缺血性肠梗阻。

机械性肠梗阻是由于机械因素造成肠腔狭窄或闭塞，导致肠内容物通过受阻，常见原因包括肠腔占位、肿瘤外压、肠粘连等。

动力性肠梗阻主要是因为肠壁神经肌肉活动紊乱，引起麻痹性（更常见）或痉挛性梗阻，而肠壁本身没有解剖上的病变现象，常见原因包括肿瘤侵犯腹腔神经丛、化疗药物的神经毒性、止痛药物副反应、腹腔积液、低血钾等。

缺血性肠梗阻是由于血液循环障碍，肠管失去蠕动力而引起的梗阻，常见原因为肠系膜血栓。

三、为什么小肠容易梗阻

肠梗阻最常见的部位是小肠。为什么小肠肠梗阻多发，多数妇科专家认为，手术切除妇科肿瘤的同时，大网膜、肠系膜也一并切除，此时盆腔系膜没有牵拉作用，小肠与横结肠系膜压力高而容易引起小肠梗阻。问题是非妇科肿瘤，或者没有手术，为什么也多见小肠梗阻呢？是因为小肠属于手太阳小肠经，性偏凉。这也解释了为什么盆腔肿瘤放疗小肠容易梗阻的原因。

四、西医治疗要点

肠梗阻的西医治疗首先是禁食水，同时注意能量支持，监测血糖、电解质。

如果患者呕吐严重，是胃肠压力高的表现，需加鼻胃管进行胃肠减压治疗。

再者是抗分泌药的运用，主要是醋酸奥曲肽的使用，抑制肠道内液体分泌。事实上用抗分泌的药减少胃肠道分泌物，减轻肠道梗阻物堆积，对缓解肠梗阻至关重要，现在有一些医生并不常用抗分泌药。

另外是预防性抗生素的运用，尤其是腹痛加重者，提示肠管由小静脉瘀血转为动脉缺血，可能出现肠坏死、感染，需要加用抗生素。而且抗生素能减少肠道分泌物堆积菌群失调导致的感染。

在对症治疗中，尽量少用阿片类药物。阿片类药物可减少胃肠蠕动，不利于肠梗阻恢复，甚至会加重病情。

如果采用上述方法后梗阻还不缓解，在医患关系很好的情况下，可以试一下泻药强攻。如果强攻还不行，而患者体质较好，肿瘤单一，建议尽快外科手术，进行粘连松解或肠段切除或肠造口或旁路手术。

五、中医思辨要点

不管是动力性肠梗阻还是机械性肠梗阻，要考虑为什么突然肠道就梗阻了呢？肯定是有诱因的。进食难消化食物引起容易理解，可许多患者是进食甜食引起的。

1. 忌食凉甜

西医强调禁食水，但有的患者口中没味，喜欢嚼食水果，水果渣吐出来，水果汁咽下去，殊不知，水果汁会加重肠梗阻。水果既甜又凉，甜凉都伤脾，脾伤胃肠蠕动变差，梗阻就很难消失。记住，梗阻时绝对不能吃水果。严格地说，甜味食品都不能碰，即使是嚼味也不行，同时注意腹部、手足保暖。

2. 中药口服或灌肠

肠道内以积气为主，用大承气汤；以积水为主，用大陷胸汤；多处梗阻且有绞窄倾向的不用中药内服，换用上方中药灌肠。讲一个病例，东北一个胃癌胃全切的患者，吃了麻花之后出现肠梗阻。我提前告知吃了中药会腹痛，患者很信任我，说没关系，用了大陷胸汤后果然出现了腹痛，1 剂梗阻就解决了。

大陷胸汤治疗肠梗阻，大家可以上网搜一下，当年吴咸中老师治疗周总理的肠梗阻用的也是大陷胸汤。大陷胸汤方中有甘遂。甘走脾（甘不是指甘味），遂是隧道，利水作用强，甘遂祛除经络的水湿效果非常好。肠梗阻腹平片可看液气平，液是指有水，甘遂可祛其中的水；大黄、芒硝可促进胃肠蠕动，恢复排气排便。另外，甘遂也可治疗淋巴瘤，虽然作用不如马钱子攻城拔寨，但部分患者服用后瘤体稳定，部分缩小。

总体而言，大陷胸汤治疗肠梗阻比大承气汤效果好。患者不能口服时，可用中药灌肠。

3. 针灸治疗

针刺治疗肠梗阻效果非常明确，对不能服药的患者尤为适合。通过影像看梗阻部位，对应梗阻部位的腰骶区域的穴位及结节处刺血拔罐，常用穴位为大肠俞、脾俞穴、胃俞穴、肾俞穴，肠癌患者加天枢穴、大横穴、府舍穴、腹结穴，妇科肿瘤患者加中极穴、冲门穴。一个穴位或结节用一次性采血针扎 9 个针眼，然后拔罐，留罐 8 分钟。注意发生绞窄性肠梗阻前尽早使用刺血拔罐。

刺络拔罐起效很快，见效最快的患者拔罐仅两分钟，大便就排下来了，正如张子和所云“针刺放血攻邪最捷”。但有一种肠梗阻很难治，叫绞窄性肠梗阻，不仅肠腔梗阻，肠壁也发生血运障碍，很容易肠壁坏死、穿孔，继发弥漫性腹膜炎和严重的脓毒血症，病情危重且进展较快，预后很差。

不用刺血拔罐，毫针也有效。梗阻患者大多伴有肠型（腹壁是鼓起来的），避开肠型，选择腹部结节采用多针针刺。针刺要点：注意不是单针针刺，一定是 3 根针，以加大刺激强度，增强肠道蠕动，加速促进肠内容物排出。另外注意加通腑的穴位，选择左侧脾经大横、府舍、腹结，每个穴位扎两根针，针刺治疗功能性肠梗阻效果显著。

如果盆腔肿物引起的梗阻加八髎穴、会阴穴、长强穴。腹部有肿瘤，可用火针围刺，一般在肿瘤梗阻部位围刺抑制肿瘤，或者在脐周火针温补脾肾，增强通便功能。

特别强调的是，八髎火针对缓解腹胀、粪便在直肠难以排出效果明显。

六、疗效评估

症状缓解，患者除排气、排出有形粪便后，还要有大量稀便排出才可认为梗阻缓解。同时注意复查立位腹平片及腹部 CT，以获得影像学证据。

七、预后判断

西医学认为，多发梗阻、腹腔积液、既往梗阻史、体力评分差、白蛋白低于 35g/L 为不良预后因素。另外一个简单易行的判断预后方法：捏一下患者胳膊，肱二头肌肌肉很丰满，提示肠壁脂肪较多，且肠道动力相对好，梗阻容易根除；胳膊肌肉很少则肠道动力差，梗阻很难缓解，即便梗阻暂时缓解也会很快再次梗阻。

八、特别提醒

针对肠梗阻的治疗，总结并再次强调如下 5 点：

（1）治疗越早效果越好，我要求科室医生当日梗阻当日通。梗阻拖得越久效果越不好，超过 1 个月就很难缓解了。

（2）必须忌甜食（水果、蜂蜜、蛋糕、枣、糖、红薯、酸奶等），哪怕水果在嘴里嚼一嚼都不允许，同时注意腹部、手足保暖。

（3）绞窄性肠梗阻很麻烦，治疗效果不好，一旦接手了，一定要向家属告知其不良预后。

（4）患者胳膊肱二头肌肌肉丰满，则肠道动力相对较好，容易通，刺血拔罐、扎针、中药都容易起效。

（5）不能忽视中药灌肠的作用，用吸氧管插入到较深部位灌肠。灌肠对部分身体虚弱且病史较长患者也有效。

（万宇翔整理）

第六章　下肢水肿与头面水肿诊治要点

一、下肢水肿思辨要点

1. 下肢水肿关注点

（1）双侧还是单侧下肢水肿？双侧下肢水肿有肾源性、心源性、肝源性、营养不良性、内分泌性、药物性水肿，肿瘤患者常见肿瘤消耗、摄入不足引起的营养不良性水肿。单侧下肢水肿多为血管性水肿，常见静脉血栓、肿瘤压迫血管血液回流受阻，或者手术、肿瘤引起的淋巴回流受阻。明确双侧还是单侧，可对水肿病因有一个大概的判断。另外注意如果是双侧下肢水肿，但水肿程度明显不对称，也要警惕合并有血管性水肿。

（2）看是脚踝还是胫前水肿，仅仅脚踝水肿相对好治，胫前水肿治疗效果相对较差，胫前黏液性水肿（又称甲状腺毒性黏蛋白沉积症）效果很差，肿瘤科也少见。

（3）是否兼有阴囊 / 阴唇水肿或者卧位背部水肿，若有，多伴有低蛋白血症，注意监测白蛋白，同时补充人血白蛋白。

（4）是否伴有渗液，一般液体从裂纹中渗出，皮肤发黄，多见于肿瘤晚期重度水肿患者。

2. 下肢水肿特点及应对措施

（1）肿瘤科常见单侧下肢水肿，首先通过下肢深静脉彩超、D– 二聚体明确是否有下肢深静脉血栓，若为血栓引起的单侧下肢水肿，通常需要请血管外科放滤网同时服用抗凝药。必须强调的是：如果有血栓，尽量不碰，深静脉血栓一旦脱落到肺、脑等重要脏器，死亡风险极高，记住安全第一。因此碰到单侧下肢水肿，千万记住做深静脉超声，没有血栓再治疗，而针对深静脉穿刺引起的血栓，我有专门的章节讲该类血栓的处理方法。非血栓因素引起的单侧下肢水肿，多见于盆腔肿瘤淋巴清扫、肿瘤压迫患者，可用委中刺血、柴苓汤加减治疗。委中放血效果好，但需要规范操作，患者应该站立，膝盖往后顶，让委中局部压力增高，此时用注射器针头针刺怒张的血管，出血量多，效果才好。医圣认为，“血不利则为水”，治疗水肿解除瘀血很重要，只有瘀血消除了，水肿消除才彻底。单侧下肢水肿为什么用柴苓汤（即小柴胡汤加五苓散）？单侧疾病与肝气有关，譬如多发于单侧的带状疱疹、半身不遂皆与肝有关，此类疾病用小柴胡有效；下肢水肿不是皮肤水肿，是皮下肿，为组织液外渗，在肌肉层，为脾胃所主，故用五苓散。五苓散中的猪苓和茯苓的作用是不一样的，猪苓侧重祛皮表之水，茯苓侧重走三焦与脾胃，猪苓、茯苓合用，皮下水肿易消。

（2）足踝水肿多为心血管疾病或活动少（譬如长时间坐飞机）引起，花椒水泡洗有用，花椒水有温阳利水作用。

（3）胫前水肿多为神经内分泌疾患，之前有遇到这样的患者，用木香流气饮加减有效，现在碰到得少，没有针刺的治疗经验。

（4）兼有阴囊/阴唇水肿，或者卧位背部水肿，多伴有低蛋白血症，应注意补蛋白利尿。可用麻黄附子细辛汤，温肾通阳解表，有一定疗效。

（5）伴有皮肤渗液，提示水肿严重，多见于肿瘤晚期，肾气大亏，阳不化阴，用济生肾气丸加升麻，曾用该方治疗过一例特别晚期的患者，一天后渗水就明显减少了。

二、头面水肿思辨要点

头面水肿是体内水液潴留，泛滥于头面肌肤，表现为眼睑、头面浮肿的一类病证。头面水肿是多种疾病的一个症状，包括西医学的肾性水肿、心性水肿、营养不良性水肿、功能性水肿、内分泌失调引起的水肿等。

中医将水肿分为阳水和阴水两大类。《严氏济生方》说“阴水为病，脉来沉迟，色多青白，不烦不渴，小便涩少而清，大腹多泄……阳水为病，脉来沉数，色多黄赤，或烦或渴，小便赤涩，大便多闭”，《丹溪心法》又云“头面肿壅，有热”，故头面水肿可归入“阳水”范畴。患者素体多湿，加之风热侵袭，水液输布障碍，水液停留于头面肌肤而成本病。头面水肿属于腰以上水肿，也当遵循“腰以上水肿，当发汗”，因此发汗利水是其重要治疗原则。

方药可用越婢加术汤，以奏健脾祛湿、疏风发汗利水之效。方中白术化湿，麻黄发汗，石膏清火，生姜、甘草、大枣健脾，该方适用于整个头面水肿，不是半边脸肿（半边脸肿在肿瘤科多见于上腔静脉综合征，治疗见下一章“上腔静脉综合征证治要点”）。无论西医还是中医，头面肿是单侧还是双侧，都要细分。

另外，头面水肿还能用小续命汤，该方由麻黄、桂心、杏仁、炙甘草、白芍药、防己、川芎、黄芩、党参、防风、制附子、生姜12味药组成，常用于治疗脑血管疾病，号称“中风第一效方”。该方每一味药都很熟悉，但很多人难以读懂会用，我在临床经常用小续命汤，效果非常好。除了用于头面水肿，还用于胶质母细胞瘤。另外，现代人吃甜的多，又常吹空调而感受寒湿，很多人会出现小续命汤的脉证，该类患者常常头颈出汗，全身紧、发皱，冬天时关节痛，脉象濡，就如同灶台好多天不擦，油滋滋的感觉，重按脉势还往外鼓，一旦碰到该类脉证，均可用小续命汤。

（田叶红整理）

第七章　上腔静脉综合征诊治要点

一、概念

上腔静脉综合征是一组由于上腔静脉回流到右心房的血流部分或完全受阻所致的症候群，常见原因为肺癌、纵隔肿瘤、淋巴转移瘤等压迫静脉腔。临床表现为急性或亚急性呼吸困难和面颈肿胀，查体可见一侧面颈、上肢和胸部瘀血、水肿，进而发展为缺氧和颅内压增高，为肿瘤常见的急症，需要紧急处理。

二、西医治疗要点

西医学多采用化疗、放疗和静脉腔内放置支架。若化疗药物敏感，症状可明显缓解，但多数化疗药物都不敏感。放疗适用于不完全性上腔静脉阻塞，在放疗初期通常水肿加重，要同步激素治疗，否则症状加重会危及生命。现在医学比较好的方法是静脉腔内置支架。

三、中医思辨要点

在谈中医治疗之前，切记：如所患肿瘤对放化疗敏感，要先放化疗。

中医治疗上腔静脉综合征有一定疗效。

首先是中医方剂，颜面水肿，尤其是虚肿，多是心肾阳虚，真武汤有一定效果。

其次是刺血拔罐，目的是减压。“有诸内必形于诸外”，上腔静脉压力增高，背俞穴必定有反映点，多在肺俞、心俞、膈俞部位。我们常常看到突然喘憋的患者，肺俞穴局部皮肤会鼓起来，用肘尖稍微用力揉按阳性反应区，可迅速减轻喘憋症状。上腔静脉综合征患者也有明显的喘憋，在背部鼓起来的穴区刺血拔罐，可减轻上腔静脉高压，症状也能随之缓解。如果找不到鼓起来的穴位，可以先在后背刮痧或者走罐，然后选择瘀点最多、最明显处刺血拔罐。

再者是纵隔针，沿胸骨柄周围斜刺，具有明显理气活血作用，也能明显减轻上腔静脉压力。

三种治疗方法，刺络拔罐起效最捷，其次为纵隔针，中药起效慢且疗效不如针刺明显。

四、绝对禁忌证

特别强调一点，绝对不能在上肢输液，上肢输液会加重病情，这是绝对禁忌证。要输液，必须在下肢输液。

（田叶红整理）

第八章　肺癌咯血诊治要点

咯血多是由肺部癌肿损伤血络或血液妄行，引起血液溢出脉外而形成的一种血证。《景岳全书·血证》言：“血本阴精，不宜动也，而动则为病。血主营气，不宜损也，而损则为病。盖动者多由于火，火盛则逼血妄行；损者多由于气，气伤则血无以存。”指出咯血多归于火热熏蒸，迫血妄行，或气不摄血，血溢脉外。肺癌中主要是肺鳞癌容易引起咯血，而鳞癌相对于腺癌，其性阴虚内热较重，热盛则迫血妄行则容易引起咯血之证。

一、要识别最凶险咯血

肺癌患者咯血，医生一定要看患者的胸部CT，查找肿瘤是否长在气管壁上，气管壁肿瘤破裂引起的咯血非常凶险。因为肿瘤长在气管壁上，通常伴有严重的咳嗽，强烈刺激性咳嗽很容易导致气管壁大血管破裂出血，出血量多则3000～4000mL，咯血凶险都不给你申请紧急输血的机会，患者往往10分钟内就休克了。所以特别强调，咯血患者一定要看肿瘤是不是长在大的气管壁上，如果是，一定要谨慎，一定反复向家属告知有大咯血的风险。同时建议患者找胸外科或介入科对肿瘤进行干预，胸外科做肿瘤冷冻治疗、介入科做血管栓塞，可降低大出血风险。无论是中医还是西医，看病前一定要辨别凶险，要有提前预知风险的能力。

二、咯血的中医思辨要点

1. 化血丹治疗痰中带血

简单的咳血，譬如痰中带血，用西医止血药虽有一定疗效，但中医治疗效果会很好，这是我们中医的优势。我在30年的临床实践中发现，白及、血余炭及其他止血药并不好用，还曾试过肺经郄穴孔最穴注射止血药（血凝酶），效果也不好。但张锡纯的化血丹（花蕊石、血余炭、三七粉）有较好的疗效，如果效果不明显，可加浙贝母，清降肺气，增强止血之力。

2. 黄昏汤治疗空洞出血

西医治疗肺癌空洞出血疗效不佳，中药合欢皮 30g 水煎服疗效满意。如何想到用合欢皮治疗空洞出血？之前有一个患者肺鳞癌空洞出血，用了许多中西药血仍然止不住，我反复研读古籍，后来发现前人用合欢皮单味药（又名黄昏汤）治疗肺结核空洞出血，故引用过来治疗肺鳞癌空洞出血，效果很好，如咳血伴有脓样物，效果更好。

3. 其他

咯血的一个重要原因是肺张力大，桂林古本《伤寒论》有肺脏结实证方，用瓜蒌皮 30g，葶苈子 30g，桔梗 6g，牡丹皮 6g，全方没有止血药，但能宽胸降肺凉血，减轻肺中压力，咯血也能止住。

还有傅青主的顺金汤（当归、熟地黄、牡丹皮、白芍、茯苓、沙参、荆芥穗等）治疗咯血有一定疗效。

（田叶红整理）

第九章　进食哽噎诊治要点

一、病因

进食哽噎是食管癌、贲门癌、喉癌及纵隔肿瘤等肿瘤常见的临床症状，我们正常人吃饭快了也会噎，进食哽噎的核心在于食管蠕动差或相对慢（后指正常人）。肿瘤自身引起的进食哽咽，多是肿瘤阻塞或压迫食道导致食道狭窄所致，因为食管狭窄，食管内分泌物无法向下引排，哽噎的同时常伴有咳吐出大量黏稠的痰涎。

二、西医治疗要点

西医学可采用食管支架植入、放化疗等方法。

植入支架更适合于中段食管病变引起的进食哽噎，原因在于上端支架植入的患者憋闷、异物感症状明显，下段支架植入容易脱落。即便是放了支架，如果肿瘤不能很好地被控制，肿瘤会沿着支架长到支架外，会再次阻塞食管，引起进食哽噎。

针对病灶病理类型选择放化疗、靶向治疗，但大多数食管癌化疗并不敏感，至今国际上也尚缺乏统一的有效治疗方案；溃疡型食管癌不适合放疗，蕈伞型疗效相对好一些。

如果单纯缓解哽噎症状，可口服山莨菪碱与庆大霉素、生理盐水的混合液，抑制腺体分泌、抗炎可短时缓解哽噎、多痰的症状，但不能解决根本问题。

三、中医思辨要点

中医治疗肿瘤及放疗引起的进食哽噎效果明显且起效快，具体方法如下。

1. 十枣汤

十枣汤祛痰效果很好，同时可抑制血管生成。如若恐惧十枣汤的副作用腹泻，可将药物研磨，贴敷肚脐，也有一定祛痰作用，祛痰作用很强。

2. 后背结节刺血拔罐

此方法对食管癌尤其是对食管癌放疗后引起的局部水肿加重的哽噎效果明显，往往一次就可缓解。

3. 舌底怒张血管刺血

选穴不一定是金津、玉液，找舌下曲张的静脉，用注射器针头平刺怒张的舌下静脉，然后让患者使劲嘬血，哽噎症状能迅速缓解。《针灸甲乙经》认为关格为瘀热互结，舌底刺血既可祛瘀还能泻热。另外舌底刺血还治疗进食呛咳、食欲减退、不孕、压力性尿失禁等。

4. 纵隔针

纵隔针选取肋间隙胸肋关节处近胸骨柄处进针，可治疗体内投射部位（如食管、纵隔、肺门等）的疾病，进食哽噎患者予纵隔针治疗，也能缓解哽噎症状。

缓解症状速度力度由强到弱依次为舌下静脉刺血、背部结节刺血拔罐、十枣汤、纵隔针。目前在缓解哽噎症状方面，中医的疗效并不劣于西医药。

（田叶红整理）

第十章　肿瘤精准治疗首先要精准辨证

美国前总统奥巴马首先提出了“精准医疗”的概念，我国科技部随即加强医学精准治疗的投入。中医自古就强调辨证论治，也是目前所说的精准治疗，中医的辨证水平决定疗效，治疗肿瘤时最难的是辨证，辨证都不准，何谈论治。怎么辨证呢？中医诊断学所谈的“舍脉求证，舍证求脉”，是因临床诊断水平不高，不能将四诊获得的资料辨识。传统四诊中，脉学是重中之重，摸脉特别费神，需长时间勤学苦练，才能掌握脉诊的精髓。“若年过五十脉学不精，此人必不好学，或心浮气躁之人，此人医术不可信。”临床上没有多余的脉，也没有多余的证，一个患者的所有症状与四诊是统一的。脉学深奥复杂而多变，天天摸脉，患者的脉象时刻在变化，到底用哪一时刻的脉象？这是不能回避的严肃问题，脉象会随着症状的变化而改变，如何去精准辨证论治？脉学对顽固性、难治性疾病非常重要，经验是常识，辨证是根本，中医辨证水平高低决定临床疗效。

有个患者冬天胃疼，我建议吃藿香正气软胶囊，患者疑问：藿香正气不是治疗夏天感冒的药，冬天吃这个药有效么？我说难道藿香正气只是治疗夏天感冒的药，不能治疗寒湿胃痛？藿香正气的适应证是里有湿邪，外有寒邪或寒湿内侵于脾胃的病症（证）。所以“有是证，用是药”，这是辨证论治的精髓所在。

一、中医传统辨证不足与发展延伸

1. 传统四诊的不足

（1）病名过于笼统，症病不分，如咳嗽、哮喘都为中医病名。

（2）无法定量，何为轻微咳嗽、剧烈咳嗽并没有明文规定。

（3）主症不明确；辨证其实是辨主症，但主症不是指教材中的主症，辨证的本质是找证据，找有利于自己处方遣药的依据。

（4）症状出现晚于西医学检查阳性指标，如黄疸晚于黄疸指数、r-GT 等；患者检查一旦指标异常而无症状，如何辨治并无古人经验可循。

（5）中医概念比较模糊，不好掌握，如脉学、舌诊特别复杂，每个患者都有一个特定的脉象、舌象，脉诊主要是为了找自己处方用药的证据，可以理解为一个标记符号。

（6）症状缺少系统性、规律性内容。中医的症状存在一定规律，找规律需要一定的逻辑思维能力，把混杂多样的症状进行系统归纳总结。

2. 中医精准辨证必须会辨西医病名、西医检查报告

西医指标相对中医症状而言更客观、易懂。检查报告是望诊的延伸，是一个客观的证据；疾病的生理病理给我们提供辨证依据，判断预后更精确；检查报告不容易变化更能反映疾病本质，依此辨病更精确；检查报告早于传统四诊，更能未病先防，既病防变，中医五运六气可以用于治未病，但其理论过于深奥，很少有医者能够掌握。

借用西医指标，走中西医结合之路，更容易普及、推广、标准化。

二、中医精准辨证必须关注一些习惯辨证

中医辨证还应该更精细化、更量化、更客观化。此时应关注一些习惯辨证。

动：脾为气血生化之源、主肌肉，活动后出现不适的症状，考虑为脾虚。

卧：与胃酸反流有关；平卧咳嗽，侧躺不咳嗽，属五苓散证，系压迫膀胱经所致。

姿势：转侧不利多与肝气不舒有关。

时辰：如发热、疼痛、睡眠、高血压，症状出现在不同时间段，治疗方法迥异。

部位：关注症状出现的部位，如全身冷与肾阳不足有关，手足冷为四逆，与肝有关系；手心热需清心火，足心热与湿相关，用滑石祛湿；口唇干、软腭干、眼干、鼻干中医辨证各不相同，用药当有别，否则很难起效。

口味：口咸属肾虚；口甜脾湿重；口酸肝气虚；口中无味脾气虚等。

相色：眼袋大提示下焦有湿热；鼻翼大而薄提示肺气虚；眉毛可以反映人的性格，提示与肝胆有关。

坐卧不一：坐着能睡着，躺着却睡不着，因为老年人阳气虚弱，坐位时阳气不能上达清窍故容易困倦。

抓主症：刘渡舟教授《伤寒论十四讲》特别强调抓主症，大家可以参考。

三、如何精准辨证

1. 利用血液检查报告

血液：血常规检查（俗称“血象”）中白细胞、红细胞、血小板的中医辨证不一样，绝不能用升血象笼统而言，如辨证不精准，很难有效，即使有效，起效也很慢。肝肾功必须分清谷丙转氨酶与肝火相关、谷草转氨酶与肝经湿热有关，降转氨酶指标用药不一样；中医必须能解释胆酶分离为何预后不好。免疫T细胞与B细胞也不一样，T细胞与胸腺有关，中医学认为与宗气相关联；B细胞与脾密切相关，与中医的脾相关联。肿瘤标记物：CA199与脾湿、甜食有关，可艾灸中脘降CA199；CA125与寒水有关，艾灸中极穴可降低指标；CA724与口味偏咸、血瘀有关；CEA与吃补品和过食肉类蛋类有关，属痰火。

2. 用病理生理指导中医辨证

（1）利用血管壁斑块形成与脂类沉积有关的病理生理知识，以化痰通络抑制血管形成。

应用十枣汤治疗与痰浊相关的肿瘤，一段时间后，超声发现部分患者肿瘤虽然没有缩小，但肿瘤内血流却消失了。仔细分析发现，甘遂善逐经隧之水饮，大戟善泻脏腑之水湿痰饮，说明甘遂和大戟的化痰祛湿作用可以降脂，间接证明中医所说的化痰浊通络脉法能抑制血管生成，同时也说明了痰瘀互存是肿瘤发生、发展的重要病机。

（2）子宫内膜增厚的周期性变化和子宫内膜癌的瘀血。

子宫内膜周期性增厚是子宫内膜周期性瘀血，子宫内膜癌亦存在子宫内膜局部瘀血。临床观察发现，应用三苯氧胺易致子宫内膜癌，什么情况、什么因素会使其导致子宫内膜癌？《黄帝内经》（以下简称《内经》）所说“石瘕”“寒凝胞宫，状如怀子”，认为寒凉凝于胞宫，影响血脉运行，则成血瘀，出现子宫内膜癌。三苯氧胺药性寒凉，为何会损伤子宫呢，缘由是三苯氧胺会影响子宫功能造成闭经瘀血，子宫受损，寒凉之邪会聚而攻之，寒凝继续加重血瘀导致子宫内膜癌的发生。艾灸中极穴可以预防三苯氧胺引起子宫内膜癌，温暖子宫就不容易出现子宫内膜癌。

3. 用病理形态来中医辨证

小细胞肺癌、鳞癌都与痰有关。小细胞肺癌细胞呈颗粒状密集分布；鳞癌呈条索状散在分布，比照于自然界，偏于寒凉的喜欢抱团聚集，偏于热则分散排列。鳞癌火重于痰，小细胞癌湿火并重（小细胞肺癌多合并胃肠疾患）。

胰腺癌形成的结节是凸起于胰腺表面的，类比于生活中的硬疙瘩，表皮较硬，里面包的是水，说明胰腺癌肯定外寒重，同时还有内热挟痰瘀。

4. 据影像学肿瘤的位置帮助中医辨证

肺癌病变在肺门处者为小细胞肺癌、肺鳞癌，为痰火重；腺癌多在外周，偏寒湿；散在病灶多为肺泡癌，为肝火盛。

腹壁转移肿瘤多含有痰火，多见于卵巢癌与胆管癌，这些与痰火或湿热有关。腹壁转移癌有类似急性腹膜炎的表现，用大陷胸汤治疗，效果显著，可以推测腹膜转移癌偏痰火。

5. 部位、病理与阴阳的关系

此部位区别于影像学，是指肉眼能看到的部位。总的原则：中医学认为"清阳发腠理，浊阴走五脏""上为阳，下为阴"。一般而言，腺癌多湿邪；鳞癌多有火。印戒细胞癌寒湿较重，患者爱吃凉性与肉类食物；黏液腺癌多痰湿，患者爱吃甜食；冰冻腹为阳虚痰凝，是因为贪凉太过；神经内分泌癌是湿火瘀并存，患者爱吃甜食、肉类及辛辣食物。

有的部位跟病理没关系，如我将胰腺癌分为胰头癌、胰颈癌与胰体尾癌，胰头癌容易出现阳黄，性质偏湿热；胰体尾癌多包绕大血管出现疼痛，性质偏寒湿；胰颈癌则多夹有气滞血瘀。

6. 利用骨髓片辨证

骨髓活跃度可以判断淋巴细胞增多还是粒细胞增多；是否有脂肪沉积，如有，则需要用降脂的药物。可以根据骨髓片结果来辨证用药。

7. 找中医辨证核心

叶天士提出久病入络，现在被吴以岭院士证实。朱丹溪提出怪病多痰。我经过多年肿瘤科临床实践，发现肿瘤疾病多顽固缠绵，故提出顽病多湿。脑瘤、膀胱癌、卵巢癌很难手术根治，这与湿邪黏腻有关，这些肿瘤湿邪重。湿邪重可以表现为上半身汗出、易招蚊子叮咬、大便挂壁等，可从这些日常表现上精准辨证。

（田叶红整理）

第十一章　食欲减退诊治要点

食欲减退是恶性肿瘤常见并发症，发生率高达 77.5% ～ 97.4%，可以导致营养不良、免疫力下降等，严重影响抗肿瘤后续治疗。西医学治疗食欲减退主要用醋酸甲地孕酮、醋酸甲羟孕酮等激素类药物，不良反应较多且效果不太理想，使用还有一些禁忌证。

一、食欲减退的病因

食欲减退的原因有以下几个方面：

（1）与疾病本身有关，像胃癌、肝癌、胰腺癌等和消化有关的疾病：胃癌大部切除术后，胃的容纳小且腐熟功能差；肝癌门静脉高压造成胃底静脉曲张影响食物摄取与消化；胰腺癌部分胰酶缺乏，消化功能差。

（2）化疗副反应会引起胃肠道反应，产生恶心食欲减退，NIH 对中医治疗恶心食欲减退极其关注。

（3）胸腹水皆会引起食欲减退。

（4）低钠也会引起食欲减退以及神志方面的变化，表现为表情淡漠，嘿嘿不欲饮食。

（5）贫血引起食欲减退。

（6）恶病质也会引起食欲减退。

二、西医治疗要点

西医学对食欲减退主要采取对症治疗的方法：

（1）低钠：静脉补钠纠正低钠血症。

（2）贫血：及时纠正贫血。

（3）胸腹水：行胸腹水穿刺引流术，以减少胸腹水的压迫。

（4）门脉高压：应用生长抑素降低门静脉高压。

（5）恶病质患者：给予静脉补充营养。

三、中医思辨要点

1. 口服金匮统元方

晚期肿瘤患者往往脾胃虚寒，运化功能减退，治当补脾胃。单纯补脾胃很难起效，必当加补肝肾。补肾尤为重要。肾藏精气，统司人体一身元阴、元阳，元阴、元阳强健，可调动全身各个器官正常工作。补肾用自拟“金匮统元方”，临床应用中常常收到一剂知、二剂已的神奇效果。有一个肺癌空洞咳血患者食欲减退，茶饭不思，早上查房时给我反馈，仅服用金匮统元方半剂药，食欲大增，早餐就可以喝一碗粥、吃一个豆包和一个鸡蛋。

金匮统元方由金匮肾气丸、六君子汤、旋覆代赭汤、左金丸等方加减组成，药物组成：熟地黄、山萸肉、茯苓、牡丹皮、山药、陈皮、半夏、附子、肉桂、干姜、竹茹、生赭石、黄连、吴茱萸等，每日 1 剂，早晚温服，可明显改善食欲。适应证：①胃大部切除患者，胃的蠕动功能比较差的，或全胃切除患者。②消瘦、无痰或少痰的这种消耗类型的病患。

2. 痰多食欲减退方

临床可见痰多、质黏、食欲减退的恶性肿瘤患者，这时金匮统元方效果不好，可选用“痰多食欲减退方”来治疗，旨在健脾和胃化痰潜降，这是河北民间治疗胃癌、食管癌的方子，但这个方子起效较慢，至少服用 7 剂方可见效。具体遣方用药如下：生赭石 60g，旋覆花 15g，水蛭 6g，蜈蚣 8 条，生牡蛎 60g，海浮石 30g，党参 20g，鸡内金 15g，生麦芽 15g，紫苏子 10g，竹茹 15g，白茅根 30g，日 1 剂，水煎服。

3. 刺血拔罐

肿瘤患者瘀滞日久气结不通，导致腑气不降。在其相应背俞穴附近仔细寻找皮下结节并刺血拔罐，增强相应脏腑功能，能收到立竿见影的效果。这种方法祛瘀力度最强，治疗食欲不振起效较快。穴位选肝俞、胆俞、脾俞、胃俞、肾俞等穴位周围皮下结节刺血拔罐，2 ～ 3 天 1 次，一般 1 次见效。

4. 芒针围刺

胃四周有着丰富的筋膜，胃不蠕动或蠕动差则没有食欲，则周围筋膜多固定不动。根据胃的解剖结构围刺，当针刺进体内，刺激胃四周筋膜，产生牵拉，促进胃的蠕动排空，产生饥饿感，促进食欲恢复。围刺时需要注意：胃的上部靠近膈肌、肺脏需要浅刺，谨防引起气胸。为安全起见，可以将皮肤捏起，针刺深度约为 1 寸；胃的下部靠近腹腔则较安全，可以深刺 2 ～ 3 寸。每次留针 30 分钟即可，此法可“秒杀食欲减退”。

5. 舌底静脉放血

舌底静脉刺络放血可迅速改善食欲。刺血技巧：首先让患者用力“嘬”舌头，然后嘱患者张口翘舌，使舌底静脉充分暴露，若舌下静脉怒张明显而色紫黑，提示瘀血严重，用 1mL 注射器针头，沿舌底静脉走行，从舌尖至舌根方向平行刺入舌底静脉，并嘱患者用力咂舌使瘀血放出。一般舌质发红，提示有热，出血量较多。此法还可治疗无论吃饭还是喝水、喝药都呛咳的患者，刺血后症状都会缓解。

（邱晓伟整理）

第十二章　化疗腹泻诊治要点

化疗后腹泻是恶性肿瘤化疗常见并发症之一，具体表现为排便次数的增加和形态的改变，严重者出现水样便，1 小时可腹泻 10 余次，甚至数十次，患者苦不堪言，化疗腹泻不仅明显降低患者生活质量，还可使电解质紊乱，引起突发死亡事件。许多化疗药物都可以引起腹泻，最让人关注的是伊立替康引起的迟发性腹泻，易蒙停效果有限。中医药在治疗化疗后腹泻方法多样，且有一定疗效优势。

一、中药口服

中药用甘草泻心汤联合赤石脂禹余粮丸加减。甘草泻心汤、赤石脂禹余粮汤均出自《伤寒论》，甘草泻心汤具有益气和胃、消痞止呕止泻之功效，主治胃气虚弱，腹中雷鸣，下利，水谷不化的伤寒痞证;赤石脂禹余粮丸有收敛、涩肠、止泻之功效，主治下利不止，滑脱不禁，脉沉细无力的下焦虚寒证。

具体方药及剂量：炙甘草 40g，炒黄芩 10g，黄连 3g，干姜 10g，大枣 10g，党参 15g，茯苓 20g，炒白芍 20g，泽泻 20g，赤石脂 30g（先下），每日 1 剂，水煎温服；若腹痛明显者加炒白芍 60g，甘草 10g。大剂量使用甘草容易引起水钠潴留，患者自觉肿胀明显，故用泽泻 20g 可减轻其水钠潴留副反应。

若左肝脉弦细者，此为虚寒腹泻，属于乌梅丸证，故选用乌梅丸加减：乌梅 50g，细辛 3g，干姜 15g，黄连 3g，当归 10g，附子 10g，川椒 10g，桂枝 15g，党参 15g，黄柏 10g，茯苓 20g。每日 1 剂，水煎服。

二、外敷与艾灸

1. 艾灸

中医学认为化疗引起的腹泻多为化疗损伤脾胃，脾虚浊注则腹泻，可艾灸神阙穴。该穴位于腹之中下焦之枢纽，能健脾补肾、理肠止泻。《铜人腧穴针灸图经》曰：“神阙，治泄利不止，小儿奶利不绝，腹大绕脐痛，水肿鼓胀，肠中鸣状如流水声，久冷伤惫，可灸百壮。”每日 1 次，每次 30 分钟以上。

2. 敷脐

中药五倍子有收敛止泻之功，《本草求真》:“五倍子，味酸而涩，气寒能敛肺经浮热，为化痰渗湿、降火收涩之剂……火浮肺中，无处不形，在上则有痰结、咳嗽、汗出、口子、吐衄等症；在下则有泄痢、五痔、下血、脱肛、脓水湿烂、子肠坠下等症。”因此，治疗化疗后腹泻时，可研细末敷脐外用，每日 1 次，每次 24 小时。

附：小儿秋季腹泻

小儿秋季腹泻是轮状病毒感染引起的，西医使用阿昔洛韦、更昔洛韦治疗，疗效欠佳。可根据儿童肛门周围的颜色选择用药，若肛周色红，则肠道有湿热，可用云南白药敷脐；若肛周色不红，用五倍子研末敷脐，不致留邪。

（邱晓伟整理）

第十三章　化疗恶心、呕吐诊治要点

恶心、呕吐是化疗最常见并发症之一，缘因恶心呕吐发病机制不同，止吐药物对恶心效果不佳，所以NIH非常关注中医药对恶心治疗。中医学认为恶心、呕吐均为胃气上逆，恶心多由胃火所致；呕吐不仅有胃火，还可兼有饮食积滞、腑气不通等症。

一、恶心呕吐的原因

1. 大多数细胞毒药物均可刺激胃肠道黏膜，引起黏膜损伤，导致黏膜尤其是从胃到回肠黏膜上的嗜铬细胞释放5-HT，5-HT与5-HT受体结合产生神经冲动由迷走神经传入呕吐中枢导致呕吐。

2. 化疗药物及其代谢产物直接刺激CTZ，兴奋呕吐中枢而产生呕吐。CTZ位于脑干的最后区（Area Postrema），因它不被血脑屏障保护，所以血液内的多种有毒物质可以作用于这里，再将信号传递到呕吐中枢而产生致呕吐作用；CTZ对多种刺激发生反应，这些刺激通过由一系列的受体起作用，主要有多巴胺受体、组胺受体、5-HT受体。

二、西医治疗要点

止吐药为5-HT受体拮抗药、NK-1受体拮抗剂，再配合地塞米松，止吐效果更好。地塞米松可增加止吐作用（因其可增加血糖和诱导精神病复发，糖尿病患者和精神病患者慎用）。

尽管西药治疗急性呕吐效果较好，对迟发性呕吐、恶心效果较差，且止吐药还有一些副反应，如便秘、头疼、锥体外系症状等。

西医学止吐药物缺乏促进胃肠蠕动排空药物，有些患者用止吐药物后即使不呕吐，仍胃部不适，恶心不思饮食。中医在这方面有明显优势。

三、中医思辨要点

1. 口服汤药

可用旋覆代赭汤、半夏泻心汤、连苏饮加减来和胃健脾降逆止呕，处方：旋覆花 15g（布包），生赭石 30g（先下），清半夏 10g，干姜 10g，黄连 3g，炒黄芩 15g，党参 20g，阿胶珠 30g，苏梗 10g，鸡内金 20g，茯苓 30g，每日 1 剂，水煎服。汤药最好预防用药，在化疗前 1 ～ 3 天开始服用，效果较好。

2. 第 2 掌骨按压

第 2 掌骨按揉疗法又称“生物全息疗法”，是在人手掌外侧虎口部的第 2 掌骨桡侧中段进行按揉以治疗恶心、呕吐的方法。按压此处患者一般会在按压部位有剧烈的酸胀疼痛感，可以促进胃排空，患者恶心呕吐及胃部不适的症状一般在按压 1 分钟之内缓解，可用“秒杀”来形容其起效之快。应用本疗法时穴位要选准，一般按压第 2 掌骨中间部位。手法要柔和，压力宜垂直深透，避免损伤皮肤。

3. 针刺

可选用中脘、足三里、阴陵泉、公孙、太白、神门等穴位，每日 1 次，每次 30 分钟，用泻法。中脘为任脉穴，胃经募穴，八会穴之腑会，主治消化系统疾病，为治疗恶心、呕吐要穴；足三里为胃经穴，《灵枢・四时气》：“善呕，呕有苦，长太息，心中憺憺，恐人将捕之，邪在胆，逆在胃，胆液泄则口苦，胃气逆则呕苦，故曰呕胆，取三里以下胃气逆。”阴陵泉可以缓急止吐；公孙、太白为脾经穴，可促进胃肠排空；神门具有镇静作用，可抑制恶心、呕吐。

4. 敷脐

自 2003 年开始，我们使用神阙穴敷药（温胃暖脐贴），增强肠动力，促进胃肠排空。经过我们临床应用观察，温胃暖脐贴有很好的治疗恶心呕吐的作用，还能治疗腹泻，起效快，疗效好。

5. 胃部芒针围刺

主要针对化疗后食欲减退，也可用于治疗化疗后恶心、呕吐（具体方法同芒针围刺治疗食欲减退）。

6. 刺血拔罐

腰背皮下结节刺血拔罐，脾俞、胃俞、肝俞、大肠俞及其周围结节刺血拔罐，可以改善恶心、呕吐症状，一般 3 日 1 次（原理同刺血拔罐治疗食欲减退）。

7. 改善厌油腻

厌油腻到目前为止，尚无医者关注。我在临床中无意中发现中药干姜可以改善厌油腻症状。干姜过于辛辣，一些患者难以接受，可用南方的姜丝糖代之，也可以吃“醋泡姜”，每天少量嚼服即可。

8. 饮食宜忌

化疗期间，饮食需要特别注意，宜进食清淡、易消化、营养丰富的食物。忌食高脂、过咸、热量过高饮食。进食前后宜清洁口腔。患者呕吐时要采取适当体位，避免呕吐物反流入气管内。

（邱晓伟整理）

第十四章　顽固性呃逆诊治要点

肿瘤或肿瘤治疗引起的顽固性呃逆，严重影响患者进食、讲话、正常呼吸和睡眠，给患者带来极大痛苦。看似呃逆非大疾，治疗非易事。

一、诱因

呃逆的诱因主要有以下两个方面。

1. 疾病本身引起

如肝癌、胃癌等，肿物比较大，累及膈肌，膈肌痉挛而出现呃逆。

2. 治疗所致

如紫杉醇等化疗药物，其药性寒，伤及脾胃，胃气上逆而出现呃逆。

二、西医治疗要点

西医学治疗呃逆疗效确切，主要给予止吐药甲氧氯普胺（胃复安），使原本兴奋的膈神经达到抑制状态；抗胆碱药山莨菪碱等，轻症呃逆可缓解，但对恶性肿瘤引起顽固性呃逆则疗效差。

三、中医思辨要点

中医病名为呃逆，是由胃气上逆动膈，气逆上冲，喉间呃呃连声，声短而频，令人不能自止为主要临床表现的一种病症。病位在膈，基本病机为胃失和降，胃气上逆动膈，膈间气机不利。清代李用粹《证治汇补・呃逆》提出治疗法则："治当以降气化痰和胃为主，随其所感而用药。气逆者，疏导之；食停者，消化之；痰滞者，涌吐之；热郁者，清下之；血瘀者，破导之；若汗吐下后，服凉药过多者，当温补；阴火上冲者，当平补；虚而夹热者，当凉补。"

1. 中医药治疗

以和胃、降逆、止呃为主，给予旋覆代赭汤加柿蒂：旋覆花 20g（布包），生赭石 20g（先下），生龙骨 30g（先下），生牡蛎 30g（先下），柿蒂 20g，党参 15g，姜半夏 10g，大枣 15g，生姜 15 片，赤芍 20g。久泡（1 小时），急煎

（15 分钟），含漱频服，日 1 剂。如舌质红，多是肝阴不足的表现，故还酌加养肝敛肝的白芍、乌梅等药。服用技巧：频饮慢咽，效果方显。

2. 按压疗法

按压患者胸廓让患者练腹式呼吸。腹式呼吸时，患者深吸气后迅速用力屏气，使膈肌不能往上顶，而是向下活动，然后缓缓呼气，从而可以缓解膈肌痉挛。

3. 针刺疗法

支配膈肌的神经为颈 3 ～ 5 神经根，电针颈 3 ～ 5 神经根，通过电针刺激扩散到膈神经，扰乱呃逆反射弧的形成，减弱膈肌运动，可起到一定止呃疗效。

治疗肿瘤顽固性呃逆时，建议优先选择汤药、按压，这两种方法效果比较明显。

此外，针刺攒竹穴、天鼎穴，按压眼球等方法，对其他疾病引起的呃逆部分有效，但用于治疗肿瘤引起的呃逆效果不满意。

（邱晓伟整理）

第十五章　口腔溃疡诊治要点

口腔溃疡是肿瘤患者在放化疗等治疗过程中出现的一种常见的不良反应，其引起的口腔疼痛导致患者进食障碍，影响患者的生活质量。口腔溃疡主要是由于放化疗后口腔黏膜屏障被破坏，出现口腔黏膜损伤、干燥；大剂量放射线、化疗药使机体免疫力下降，继而发生炎症、溃疡。

一、西医治疗要点

以补充维生素及采用细胞生长因子、解热镇痛药等缓解黏膜炎症为主，但由于效果不理想且存在一定副作用，在临床应用较少。

二、中医思辨要点

中医药在治疗口腔溃疡，减轻疼痛方面疗效迅速且明显。

口腔溃疡在中医称之为“口疮”“口糜”，肿瘤患者口腔溃疡主要发生在口唇和舌上，在唇与脾有关，在舌与心、肾有关，患者常常两处并见，与脾和手少阴心经、足少阴肾经都有关系。中医学认为，“舌为心之苗”，心气通于舌，脾气通于口，口舌为心脾外候。口腔溃疡的发生既有实火也有虚火，还有脾湿的问题。《圣济总录》云：“口疮者，由心脾有热，气冲上焦，熏发口舌，故作疮也，又有胃气弱，谷气少，虚阳上发，而发为口疮者。”放射线及化疗药损伤脾胃，另外心脾肾阴液不足而虚热内生，虚火上炎，导致口舌受灼形成溃疡。

1. 中药治疗

肿瘤患者口腔溃疡的发生率与血象有一定联系，白细胞越低，口腔溃疡发生率越高。白细胞和骨髓密切相关，而肾主骨生髓，当肾阴亏损到一定程度，肾阴不足，相火不潜而妄动，沿督脉上行至上齿正中，最后形成口腔溃疡，而这样的患者往往后背极其怕风、怕冷。所以治疗上要将相火潜藏，不让火上行，可用封髓丹。封髓丹始见于《御药院方》，清代医家郑钦安用来治疗一切虚火上冲之症，“黄柏味苦入心，禀天冬寒水之气而入肾，色黄而入脾……西砂辛温能纳五脏之气而归肾，甘草调和上下又能伏火，真火伏藏，则人身之根蒂永固，故曰封髓”。方用盐黄柏、缩砂仁、生甘草，用来治疗放化疗后患者口腔溃疡疼痛的效果显著，无需再加止疼药。另外还要根据口腔溃疡的形态加以辨证，溃疡边缘平坦、中央凹陷以阴虚为主，而边缘凸起是有实火。

2. 针刺治疗

口腔溃疡往往在同一个部位反复发生，且溃疡处疼痛、发硬，这是因为病灶局部有瘀阻，不通则痛。《素问·至真要大论》指出："疏其血气，令其调达，而致和平。"使用1mL注射器密集扎溃疡局部，使气血通畅则痛减，若患者畏惧针刺，可嘱患者用牙咬溃疡处，促进局部血液循环，也可迅速缓解疼痛。

（邱晓伟整理）

第十六章　胃瘫诊治要点

胃瘫是腹部手术，尤其是胃癌根治术和胰腺十二指肠切除术后常见的并发症之一，是指腹部术后继发的非机械性梗阻因素引起的以胃排空障碍为主要征象的胃动力紊乱综合征，以恶心、呕吐、顽固性呃逆等症状为主要临床表现，可持续数周甚至更长时间。一般认为呕吐量大于 800mL/d，持续时间大于 5 天即可诊断。

一、西医治疗要点

西医认为胃瘫是胃动力障碍，多种因素如术中麻醉药物、抑制胃动力药物、精神因素、吻合口水肿粘连、水电解质平衡失调、炎性肿块压迫等均可导致胃瘫。目前尚无有效的治疗方法，多是以对症治疗为主，包括禁食水、胃肠减压、止吐、促进胃排空甚至手术等，常用的药物有甲氧氯普胺、多潘立酮、西沙必利、红霉素、新斯的明、激素等，主要目的是增加胃肠动力，促使胃排空，但疗效不理想。

二、中医思辨要点

中医治疗胃瘫的效果明显。胃瘫是胃动力不足，健脾补肾、再辅以和降胃气，增强脾胃运化能力，即可将胃排空，改善患者症状。

1. 中药治疗

可选用金匮统元方，药物组成：熟地黄、山药、山茱萸、茯苓、泽泻、牡丹皮、炙黄芪、党参、肉桂、半夏、陈皮、旋覆花、代赭石、吴茱萸、黄连、竹茹、鸡内金等，上述药物只有大剂量方可见效（参考《黄金昶中医肿瘤辨治十讲》）。

2. 针灸治疗

选用背俞穴如脾俞、胃俞、肾俞、肝俞、胆俞刺血拔罐，刺激量大，效果显著。和刺血拔罐升血小板治疗不同，本病症治疗加了肾俞穴，强调滋补肾气。背俞穴是脏腑在体表的反应点，对脏腑的刺激强度很大，还有神经传导作用，效果强于芒针围刺。另外，艾灸中脘、气海、关元，使元气得以温振，胃气方可推动有力。

（邱钰芹整理）

第十七章　放射性肠炎诊治要点

放射性肠炎是腹盆腔肿瘤放疗后常见的并发症，与放射部位、剂量、时间等相关。放射线损伤肠黏膜，造成肠道黏膜炎性水肿、糜烂，肠壁缺血，患者通常以腹痛、腹泻、里急后重、肛门坠胀、便血等为主要表现，严重者可并发肠梗阻、肠瘘等，严重影响患者生活质量。西医学以对症支持治疗为主，疗效有限，中医在解决这些症状方面有明显优势。

一、饮食指导

首先，放射性肠炎患者在饮食上要特别注意。放射性肠炎最主要的症状就是里急后重，放射线属火热之邪，射线损伤肠黏膜致使肠道有热，机体保护性将火热之邪从肛门排出，导致里急；便后火稍泻，里急就会缓解。后重即下坠的感觉，这个症状跟湿有关，湿性趋下内迫肛门，产生后重。所以饮食上首先不能吃太油腻的食物，还要忌甜、凉、辣。因为直肠部位本身偏火，辣的食物会刺激直肠病变；寒凉伤脾阳，脾伤则湿邪内生，湿邪下趋肠道，引起后重感，所以必须忌凉与生冷食物；甜食滋腻脾胃容易生湿，也会加重后重。此外还要注意腹部、手足保暖。

二、中医思辨要点

1. 腹泻

清理肠道方：清理肠道方出自当代名医印会河教授，印老用其治疗慢性迁延性肝炎，我用其治疗湿热停渍大肠引起的结肠炎或结肠溃疡。方药组成：煨葛根 30g，炒黄芩 10g，黄连 5g，牡丹皮 10g，桃仁 10g，赤芍 10g，马齿苋 30 ～ 50g，党参 15g，生薏苡仁 30g，败酱草 30g，红藤 10g，槐花炭 10g。方中有黄芩、黄连、牡丹皮、马齿苋、败酱草等清热药，将肠道之火排出，因此服用这个方子大便次数会增多，但大概三四天以后，大便次数会减少，里急后重症状也会随之减轻。

需要注意，化疗引起的腹泻可以收敛止泻，但放射性直肠炎的腹泻绝不可以见泻单纯收敛止泻，不能单纯用蒙脱石散等止泻药。因为放疗引起的腹泻是肠道有火，治疗要让火有去处，而收敛固涩药会闭门留寇，后患无穷。

2. 便血

消化道肿瘤出血使用烧干蟾皮治疗效果显著。蟾皮即癞蛤蟆皮，使用暗炭火（不要用明火）烤至焦炭状，水煎后与饭同服，每日 1 只，治疗消化道肿瘤出血、放疗后便血等有明显疗效。蟾酥是蟾蜍耳后腺及表皮腺体的分泌物，性热，而蟾皮性凉。蟾酥是强心剂，经火烤后强心作用明显减弱，不会引起心悸等不良反应，且蟾皮经暗火烤后止血作用很强。

3. 肛门直肠痛（放疗会阴痛）

肛门直肠痛即放疗后会阴痛，主要就是直肠肠道部位、臀部、会阴部位疼痛，可采用针刺治疗。在会阴、长强部位针刺，促进局部血液循环止痛，留针 30 分钟。有的患者放疗后臀部疼痛，可能与放疗机器有关，仔细查体看患者臀部是否有结节，用毫韧针松解，血出疼痛缓解。

4. 腹胀

放疗引起的腹胀，用马齿苋 50g 水煎服即可缓解。

5. 肛门瘙痒

肛门瘙痒，主要由湿邪下注所致，采用蛇床子、苦参、当归、马齿苋、夏枯草水煎外洗肛门处，祛除湿邪即可。

（邱钰芹整理）

第十八章　放疗口干及慢性咽炎诊治要点

头颈部肿瘤放疗容易损伤唾液腺，患者会出现不同程度的唾液减少、口干等症状。根据“望梅止渴”典故，让患者口含乌梅能够改善口干症状。乌梅酸甘养阴，而且能祛火，符合放疗引起的阴虚内热病机，且乌梅可使口腔腺体分泌功能慢慢恢复至正常。

食管癌患者口腔没有津液，吞咽困难，这是阴虚的表现，选廉泉、天容针刺，舌下静脉点刺，廉泉、天容可迅速生津液，舌下静脉点刺可祛瘀泻火，瘀火得去，津液得生，口干可迅速缓解。这两种方法效果都不错，后者起效快但需要技巧。

为增强疗效，配合针刺太溪、照海滋阴清热。

有些患者口中味觉丧失，味蕾正常，也可用上述的针刺方法，部分患者有效。

慢性咽炎是咽后壁充血、滤泡生成，咽后壁局部有瘀阻且夹湿邪，治疗慢性咽炎要忌辛辣、烟酒，同时在天容穴向咽后壁针刺、舌下静脉刺血能很快缓解咽部不适。此法治疗咽痒咳嗽、咽喉疼痛也有效。

（邱钰芹整理）

第十九章　吃饭流鼻涕、食后登厕诊治要点

一、吃饭流鼻涕

很多老年人一吃热的东西就流鼻涕，为何？这么常见的症状古人无记载。也无曾找到辨证方药。我曾治疗一位食管癌患者，一吃饭就流鼻涕，且痰多，咽部自觉发咸，服用金水六君煎之后竟有所改善。金水六君煎出自《景岳全书》，方由当归、熟地黄、陈皮、半夏、茯苓、炙甘草、生姜组成，原本用于治疗肺肾虚寒，水湿上泛为痰。当归补肺，熟地黄补肾，痰湿从脾胃来，六君子不止补脾，培土生金，也能补肺。涕为肺之液，为水液代谢产物，吃饭流鼻涕往往是肺气不宣、肾气不化，用金水六君煎加苏叶治疗有效，真是“千年不识囧怪病，金水六君建殊功”。另外，用金水六君煎治疗痰多、咽咸的慢性咳喘也有很好效果。苏叶是必加之品，为何？寒邪外束、肺气不宣、津液不化则流涕，苏叶解表宣肺可治疗流涕。

二、食后登厕

有一类人吃饭后就要上厕所，大便不一定溏泄，或者夹杂不消化食物，这是为何？脾虚夹痰湿，这类患者往往脾虚，吃饭容易腹胀，但是脾虚不一定腹泻，也可出现便秘，出现腹泻必定夹有痰湿，进食增加热量促进痰湿排泄，此时用加味保和丸健脾化痰治疗即可，效果满意。

（邱钰芹整理）

第二十章　肿瘤科常见咳嗽诊治要点

咳嗽是临床接诊中最常见的症状之一，虽然是机体的防御性神经反射，有利于清除呼吸道分泌物和异物，但频繁剧烈的咳嗽会对患者的工作、生活和社会活动及心理健康造成严重影响。咳嗽是肿瘤患者非常关心的问题，尤其是肺癌和胸膜间皮瘤患者，他们往往将咳嗽看作病情好转与否的关键症状。咳嗽治疗成功的关键在于针对病因治疗，下面我将肿瘤科常见的咳嗽表现及诊疗列举如下。

一、干咳

干咳中常见咽痒（咽部有异物的感觉），咽痒有咽炎的因素，也有非咽炎的因素。西医在治疗上常用解痉类药物，常见有非那根（盐酸异丙嗪），能够治疗气管受刺激而引起的咳嗽。非那根还可以治疗咽部辣刺激引起的咳嗽。

咽痒常常伴有自觉咽喉异物、黏腻感，这时其实不是干咳，而是有泡沫样痰，中医治疗单药可选车前草效果较好，车前草既能祛肺火又能祛湿，治疗效果比前胡、僵蚕、柴胡等药要好。此外，咽痒伴有黏腻感与食用甜食有关，这时需要忌甜食以防生湿。局部有水肿导致的咳嗽而痒，加赤芍后效果会更好。咽不痒而干咳，可以用附子 10g 和败酱草 30g，水煎服，有一定疗效。

二、卧则咳嗽

平躺后咳嗽可能是胃酸返流引起，并不是教材所说的阴虚咳嗽，这种咳嗽称为“胃食管反流性咳嗽”，是成年人慢性咳嗽最常见的原因之一，这时用点抑制胃酸反流的药如奥美拉唑等效果就很好。但有的患者侧卧不咳，平躺则咳，此时不是抑制胃酸药物所能解决，平躺压迫膀胱经，膀胱经气不舒，寒邪束表肺气不宣则咳嗽，用五苓散温通膀胱经解表就有效。

三、咳嗽伴肺内痒

血虚生风咳嗽，加何首乌 30g 和防风 30g 养血祛风效果不错。

四、肿瘤外压气道的咳嗽

表现为干咳，无痰。咳嗽无痰可以用十枣汤，用十枣汤不一定见有形之痰，无形之痰效果也很好，十枣汤是祛痰良剂。此外还有控涎丹、千金苇茎汤等，热得清、痰得化，痰咳出来病情就会好转。

五、肿瘤贴在气管壁上刺激性咳嗽

表现为阵发性刺激性的剧烈干咳，咳出少量痰后缓解，继而再咳，咳如鸡鸣，属于五脏咳中的肝咳，为肝火犯肺，黛蛤散泻肝清肺效果较好。

六、痰咳

也就是嗽，有痰则先祛痰。晨起咳嗽大多是有痰咳嗽，二陈汤效果就很好。肿瘤科带瘤的痰咳用十枣汤或控涎丹效果会更好一些，这两个方子可祛顽痰，将肺内变为肿瘤的痰化解和肺内储存的痰液一并排出，力大效宏，一举两得。

七、咳嗽无力

晚期肿瘤患者长期卧床，反复肺部感染，痰液已经无力咳出，即便用化痰药物也无用，这时就用生姜和大枣熬水。脾胃为生痰之源，生姜温胃化饮、大枣补脾益气，同用可调脾胃且化饮，或者十枣汤敷在肚脐上也很管用。

八、外感后不愈的咳嗽

可用止嗽散，效果不错。顽固性内科咳嗽需要寒热并用，百部性凉量要大，里面再加当归、紫菀、乌梅。

九、劳则咳嗽

一动则咳，不动不咳，是脾虚表现，可用厚朴半夏干姜甘草人参汤加减。

十、反复慢性咳嗽，入冬则咳

此可能是肺脾俱虚，风邪束表所致，可以试试薯蓣丸。

十一、右寸浮滑咳嗽

这种咳嗽用清肺火药物效果不佳，葶苈大枣泻肺汤效果不佳，可用《桂林古本伤寒论》中藏结肺实证方，药后寸脉浮滑会迅速好转，咳嗽减轻或消失。

（邱钰芹整理）

第二十一章　非溶血性黄疸诊治要点

黄疸是肿瘤患者常见并发症，肿瘤患者的黄疸多为肝细胞性黄疸、梗阻性黄疸。

一、肝细胞性黄疸

肝细胞性黄疸是因肝细胞受损，对胆红素的摄取、结合以及排泄发生障碍，胆红素在血中蓄积所致的黄疸，在肿瘤科中常见于肝脏肿瘤微创治疗后的患者。肝细胞性黄疸患者血中非结合和结合胆红素均增高，尿中胆红素阳性，尿胆原常增加。肿瘤患者伴有肝细胞性黄疸，其颜色多为金黄色或浅黄色，可见肝大并伴有结节感，若不及时有效治疗可进行性加重，严重影响患者肝功能，造成肝衰竭。

1. 西医治疗要点

肝细胞性黄疸的治疗分为一般对症治疗和针对原发肝脏疾病的病因治疗。在肝病代偿期和病情稳定情况下，患者可适当活动，但有肝功能损害或肝病失代偿期和并发感染等情况时，患者需卧床休息以确保肝脏血流量充足，适当使用广谱抗生素预防感染与保肝药物。积极治疗原发或继发的肝脏肿瘤，是控制和消除黄疸的主要治疗方法。

2. 中医思辨要点

（1）硝石矾石散

硝石矾石散是《金匮要略·黄疸病脉证并治》里治疗女劳疸的方药，硝石味苦咸性寒，入血分，能活血消瘀，善清血分之热，并能软坚。矾石味酸性寒，入气分化湿利水。两者合用共奏祛湿清热退黄之功。临床应用是将硝石、矾石等份研成细末，每次取 1 ～ 2g，傍晚用米汤送服，治疗肝细胞受损性黄疸非常有效且迅速，一般一两天就能见效。

（2）至阳穴刺血拔罐

此方法借鉴于原中日友好医院针灸科主任白玉兰老师，治疗黄疸具有一定的疗效。督脉为“阳气之海”，总督一身诸阳，而至阳穴又为督脉阳气最隆盛之处。至阳一穴具有泄热解毒、祛湿化浊、宣发阳气、活血通络等功效，至阳穴刺血拔罐可达到祛湿毒、清浊、热退黄的疗效。

二、梗阻性黄疸

梗阻性黄疸又称外科性黄疸，主要由于肝外或肝内胆管部分或完全机械性梗阻，胆汁由胆管排入肠道的过程受损，导致胆汁淤积、胆红素反流入血引起的黄疸，在肿瘤科常见于大肝癌、胆管肿瘤、胆囊癌、壶腹部占位性病变及胰头肿物等。恶性梗阻性黄疸多为暗黄色或黄绿色，并伴有疼痛、皮肤瘙痒等临床不适症状。据有关数据报道，恶性梗阻性黄疸外科手术切除率不及20%且病死率高，因此及时减轻或消除梗阻所致的黄疸，改善临床症状，提高生活质量，延长患者生存时间成为目前临床的主要任务。

1. 西医治疗要点

对于恶性胆道梗阻，外科根治性切除仍然是首选治疗方式之一，但由于恶性梗阻性黄疸多起病隐匿，一旦出现多数已属晚期，加之患者一般基本情况较差，很难进行根治性手术。经皮肝穿刺胆道引流术和经内镜逆行胰胆管造影引流术是目前治疗恶性梗阻性黄疸的常用的两种姑息性胆道减压的治疗方法。因此，由于肿瘤引起的梗阻性黄疸建议尽快就诊于肝胆外科，或消化科做相应的胆道引流处理，缓解胆道内压，以防出现急性肝衰竭。

2. 中医思辨要点

（1）梗阻部位火针围刺

可在梗阻部位体表投影处火针围刺，不留针，2 日 1 次。靠火针激发局部阳气，助力胆管排出淤积的胆汁，而且火针可抑制缩小肿瘤。此对经皮肝穿刺胆道引流术胆汁引流不畅的患者也有很好疗效，火针不仅抑瘤，而且促进胆道收缩，且能抗炎，胆汁变稀容易排除。

（2）硝石矾石散

此方法应用于梗阻性黄疸受傅延龄老师影响，硝石矾石散不仅祛湿清热退黄，也能软坚散结，如能配合治疗肿瘤的药物，治疗梗阻性黄疸也有一定疗效。

三、肝内小胆管阻塞引起的黄疸

肝内小胆管阻塞引起的黄疸因引流受限，在临床治疗过程中较为棘手，西医治疗常用大剂量激素冲击疗法。中医治疗上可以借鉴中国人民解放军第三〇二医院老前辈们常用的大剂量芍药甘草汤的方法。也可以在肝脏四周火针围刺，不留针，2 日 1 次，也有一定疗效。

（齐雪维整理）

第二十二章　局部深静脉血栓诊治要点

局部深静脉血栓的形成是血液非正常在深静脉内凝结引起的静脉回流障碍性疾病。肿瘤科出现的静脉血栓可见于深静脉置管后或腹部肿瘤压迫，且与患者本身血液黏稠度高有关系：肿瘤细胞浸润导致血管内皮损伤、肿瘤细胞及其产物与宿主细胞相互作用产生高凝状态，引起机体防御血栓形成的功能减低；肿瘤患者深静脉置管后对血管壁的长期损伤、刺激，也可能会导致患者发生深静脉血栓。据研究显示，肿瘤患者发生深静脉血栓形成的风险是非肿瘤患者的 4 ～ 7 倍。

静脉血栓形成后患肢可出现浅静脉显露或扩张，严重者伴有肿胀、疼痛等，血栓一旦脱落，可随血流漂移、堵塞肺动脉主干或分支，根据肺循环障碍的不同程度引起相应的临床表现，严重者出现肺栓塞，危及生命。深静脉栓塞患者要高度关注患者是否有胸闷、胸痛及呼吸困难、窒息感、咳嗽、咯血等，一旦出现这些症状，应立即就医。

一、西医治疗要点

早期深静脉血栓形成的肿瘤患者，建议首选低分子肝素抗凝，也可选用维生素 K 拮抗剂或新型口服抗凝药物。对于肿瘤患者深静脉血栓形成的慢性期的治疗推荐低分子肝素抗凝治疗，抗凝 3 个月后，再选用其他抗凝治疗；维生素 K 拮抗剂在整个治疗过程中应使凝血功能的国际标准化比值维持在 2.0 ～ 3.0，需定期监测。

二、中医思辨要点

1. 刺血拔罐

上肢深静脉置管后，容易出现局部血栓，可在体表摸到结节，此时可以选取结节局部做刺血拔罐，将局部瘀血拔出，可以多次刺血拔罐，直至结节消失。之前曾经治疗过此类患者，在局部做刺血拔罐后超声显示血流较前通畅；此外膈俞、血海、大椎刺血拔罐可降低血液黏度。

2. 艾灸

安徽李济仁前辈曾经说过补气活血养血（党参、三七、丹参、焦山楂）可以降血脂，我们观察发现一般血脂偏高的容易犯困、疲乏，这时可以艾灸中脘、气海、关元，灸完后人会很精神，通过艾灸来增强脾胃运化功能并能补气养血，从而达到降血脂的作用。

（齐雪维整理）

第二十三章　白细胞减少症诊治要点

白细胞减少症主要是由于各种原因引起的外周血白细胞计数持续低于 $4.0\times10^9/L$ 的一组综合征，其发病机制主要是药物原因或其他因素引起的外周血细胞及骨髓造血细胞的损伤、衰老及死亡，最终导致外周血白细胞计数低于正常范围。白细胞减少症在肿瘤患者放化疗过程中尤为常见，其主要发病机制是由于抗肿瘤药物缺乏特异性，在杀伤肿瘤细胞的同时也对正常细胞尤其是增殖旺盛的骨髓造血细胞造成严重损伤，导致白细胞下降甚至于全血细胞下降。白细胞减少症临床多表现为免疫力下降，易发生感染，白细胞降低还可阻碍肿瘤治疗的进程，严重影响患者的生存质量。

一、西医治疗要点

常用口服利可君片、鲨肝醇等升白药物，起效慢，效果不明显。皮下注射多为重组人粒细胞集落刺激因子或粒细胞－巨噬细胞集落刺激因子，促进骨髓造血干细胞的增殖，虽然起效快，但作用时间较短，多次使用后疗效欠佳。此类药物价格昂贵，可引起发热及脊柱和盆骨酸痛，严重者可以造成骨髓衰竭、急性肺损伤及急性肾损伤等严重副反应。

二、中医思辨要点

1. 白细胞与卫阳

从功能上讲，白细胞又被称为免疫细胞，是护卫机体、抵御外邪的中坚力量，它通过吞噬作用、分泌细胞因子、产生各种抗体等方式来防御和消灭入侵人体的病原体。《灵枢・本脏》云：“卫气者，所以温分肉、充皮肤、肥腠理、司开合者也。”卫阳其性剽悍，能温煦分肉，具有防御、温养、调节等功能，在功能上与白细胞相似。

从寿命上讲，白细胞的寿命就几个小时，相对于红细胞、血小板要短，故而白细胞容易恢复。与中医所言的“阳易骤升，阴难速成”的理论一致；白细胞一天的周期变化与阳气的运行特点有很大关系。白细胞一天中何时最高？

下午两三点偏高，这与阳气日中则隆盛的变化是对应的，“阳气者，一日而主外，平旦人气生，日中而阳气隆，日西而阳气已虚，气门乃闭”。

从症状上讲，白细胞减少症的临床表现多为疲乏、无力、怕冷、头晕、食欲减退等，易发生感染。卫阳不足，肌表失于固护，易感受外邪，在临床上多表现为乏力、恶寒、发热、自汗等，这与白细胞减少的临床表现类似。并且白细胞升高在临床上多见于感染等疾病，治疗以抗生素为主，而中医多投以清热解毒之品，清热解毒药多为苦寒之品，易伤阳气，间接反证了白细胞降低，证属阳相对不足，卫阳虚弱。

因此，白细胞与中医的“卫阳”理论密切相关，因此可以通过扶助卫阳的方法以达到提升白细胞的效果。类白血病患者常见白细胞增多，常常与虚损有关，患者肾阴大亏，虚阳外溢。我们曾经收治过一例类白血病患者，在治疗过程中大剂量的补阴潜阳，最终白细胞恢复到正常水平。

2. 艾灸升白

卫阳出自下焦，从下焦通过肺布达全身，故而要补下焦。如何补下焦？可选择艾灸。《本草备要》中记载：“艾叶苦辛，生温，熟热，纯阳之性，能通十二经，走三阴，理气血，逐寒湿，暖子宫……以之灸火能透诸经而除百病。”《本草纲目》中有云：“艾叶……生温熟热，纯阳也。可以取太阳真火，可以回垂绝元阳……灸之则透诸经而治百种病邪，起沉疴之人为康泰，其功亦大矣。”艾灸具有“兴阳驱寒、扶正祛邪”的作用，灸之能益脏真，回生气，固元气。

艾灸选穴，第一要穴是关元。关元穴“穴在脐下三寸，为人身元阴元阳关藏之处”，乃“元阴元阳之关交，故名关元”，主诸虚百损，具有培元固本、温阳补虚之功；位于任脉，任脉为阴脉之海，灸关元还能补阴，以阴中求阳，而且关元是小肠的募穴，人体主要靠小肠吸收营养，故关元是升白一个很重要的穴位。第二要穴是气海，气海是气所聚集、居住的地方，“以大气所归，犹百川之汇海者，故名气海”，为生气之源，主一身之气机，与肺气息息相关，具有升阳补气、补虚固本之效。补气海就能补肺气，肺气足则肺的宣发功能增强，从而使阳气布散全身。加足三里和中脘呢？足三里为足阳明胃经的合穴，“合治内腑”，可理脾胃、调气血、补虚。中脘位于任脉，且位于脾胃体表局部，本穴气血直接作用于胃腑，具有和胃健脾之功。脾胃为后天之本，是生化的源泉，灸足三里和中脘穴可健运脾阳，补中益气，补后天以资先天。

综上，艾灸升白可选用气海、关元、中脘、足三里，每次每穴 30 分钟以上，以皮肤耐受为度。

3. 中药外敷神阙穴

神阙穴，俗称肚脐，被称为“先天之结缔，后天之气舍”“五脏六腑之本，元气归藏之根”，且肚脐位于人体的黄金点上，是调整人体的最佳作用点，因此肚脐位居关要之地，是治疗疾病常选用的部位之一。在药物选择上多以附片、肉桂、干姜、黄芪、当归、血竭、冰片等以温阳药为主，以上药物研成细末，外敷于肚脐，每天一次，每次 24 小时。这时也可以外加升白艾艾灸肚脐局部以加强疗效。

4. 注意要点

需要注意的是艾灸升白的效果与艾条的质量、艾灸的力度和穴位的选取及精准定位关系十分密切。

我们在前期临床中摸索过很多升高白细胞的方法，最终认定艾灸升白，可以说艾灸升白效如桴鼓，可迅速恢复患者骨髓造血功能，关键的是艾灸升高白细胞的同时也是升高淋巴细胞，提高患者机体免疫功能，改善骨髓免疫微环境。

（齐雪维整理）

第二十四章　贫血诊治要点

肿瘤相关性贫血指肿瘤患者在肿瘤发展及治疗过程中发生的贫血，特征表现为外周血中单位容积内红细胞数减少、血红蛋白浓度降低或红细胞比容降低至正常水平以下。肿瘤相关性贫血可引起多种临床症状，严重降低患者生活质量，并影响患者对放化疗的耐受性，使肿瘤组织对放化疗的敏感性下降。虽然肿瘤相关性贫血对肿瘤患者的治疗及预后影响很大，但未得到足够关注，我国肿瘤相关性贫血的治疗率远低于西方发达国家。

一、西医治疗要点

目前西医学针对肿瘤相关性贫血的治疗方法主要包括输红细胞悬液治疗、促红细胞生成素治疗和补充铁剂等。输注红细胞或全血是临床上治疗肿瘤相关性贫血的主要方法，优点为可以迅速升高血红蛋白浓度，可用于严重贫血或急性出血引发贫血的肿瘤患者，然而输血会也伴随着一系列的风险，如输血相关性反应、输血相关性循环过载、病毒传播、细菌污染、铁过载和红细胞同种异体免疫等。促红细胞生成素是一种调控血红细胞制造的糖蛋白质激素，骨髓中血红细胞前驱的细胞因子。促红细胞生成素类药物在临床的广泛应用已被证实可改善贫血相关症状，降低肿瘤患者对输注红细胞的需要，耐受性好，使用方便，但有报道称促红细胞生成素治疗也会有生存期缩短、肿瘤进展及血栓形成的风险。

二、中医思辨要点

我最早认识中药可以迅速升血色素是一次偶然，曾经治疗一位胃癌术后胃瘫患者，本是想解决其饮食不入，食后即吐，给予金匮统元方治疗，治疗后发现患者面色较之前明显红润，断定金匮统元方可以升血色素，后来经查证确实提升患者血色素，结合病房几位用金匮统元方患者，用药一周后血色素均有不同程度提升。反观金匮统元方中药物熟地黄、山萸肉、茯苓、牡丹皮、山药、陈皮、半夏、附子、肉桂、干姜、竹茹、生赭石、黄连、吴茱萸等有补脾、补肾和祛痰的功效。为了思考如何升血色素，我查阅大量资料和反复思考，在临床中发现脾大的患者也会兼见血色素低，而脾大跟湿气重和免疫功能低下有关系；此外促红细胞生成素可以治疗肾性贫血和风湿性贫血，风湿性贫血与湿有关。肾与阴虚有关，脾与气虚有关，又有挟湿的成分，所以我认为红细胞减少与阴虚、气虚和湿气有关。除用中药外，我还尝试用针刺、刺络拔罐、艾灸升高红细胞，对穴位选择反复酝酿。

1. 中药治疗

中药治疗方剂选用金匮统元方，药物组成有熟地黄、山萸肉、茯苓、牡丹皮、山药、陈皮、半夏、附子、肉桂、干姜、竹茹、生赭石、黄连、吴茱萸等。每日 1 剂，早晚饭后服用（见《黄金昶中医肿瘤辨治十讲》相关章节）。

2. 艾灸治疗

穴位选取膏肓、脾俞、肾俞、膈俞、命门，艾灸每次每穴半小时，每日 1 次，以皮肤耐受为度。骨髓是造血组织，根据结构不同可以分为红骨髓和黄骨髓。黄骨髓主要由脂肪组织构成，仅有少量的幼稚细胞团，造血功能微弱。红骨髓是主要的造血器官，主要由穴窦和造血组织构成，人体在贫血或失血时黄骨髓能转化为红骨髓来造血，因此是否可以把黄骨髓中脂类的成分去掉，促进向红骨髓转化？因此我选用了膏肓穴，膏为油类物质，可以补虚，艾灸可以促进转化。基于红细胞减少与阴虚、气虚和湿气关系密切，我们可以加用脾俞、肾俞温补脾肾，命门培元固本，“血会”膈俞养血生血。临床证实艾灸这些穴位每周可以提升血红蛋白 2 ～ 3g/L。

（齐雪维整理）

第二十五章　血小板低下症诊治要点

肿瘤患者血小板减少多由于放化疗骨髓造血功能减低、晚期肿瘤消耗等。知道血小板减少的不同原因后，再根据血小板计数进行相关处理。

一、西医治疗要点

如果血小板计数在 30×10^9/L 以上，患者可以临床上观察，进行一个血小板的计数监测，可不用药物治疗；如果血小板计数小于 20×10^9/L，要注意患者的出血倾向，根据患者情况给予免疫抑制治疗，如强的松糖皮质激素治疗；如果患者出现严重出血倾向，需要抢救治疗，包括输注血小板，还有丙种球蛋白冲击治疗以及输血浆。如可能同时进行肿瘤原发病治疗，随着肿瘤疾病缓解，血小板也会得到一定回升。可以皮下注射 IL–11（巨合力）、特比奥等。

二、中医思辨要点

1. 刺血拔罐

血小板主管凝血，中医脏腑与凝血密切相关的是肝与脾，肝藏血，脾统血，“藏”与“统”让血液循环往复循其道不妄行。在肝俞脾俞及其周围结节做刺血拔罐就可使血小板迅速升高，远比 IL–11、特比奥起效快。我们曾做过研究，单纯针刺穴位或单纯刺络都无效，只有刺血拔罐效果才明显。

黄金昶博客里曾记载肺俞、心俞、膈俞刺血拔罐可以降低血小板增多症。效果很显著。远比活血通络药物起效快，往往刺血拔罐 1 次后血小板就能降低（20 ～ 100）$\times10^9$/L。

2. 中药治疗

升血小板三两三是民间流传的方子，可以升血小板。药物组成：白茅根 30g，桑叶 30g，生地黄 30g，党参 10g。其有凉血、养血、透热、益气的作用。血小板减少的病机是血虚气虚夹热，是在血分而不是在阴分，是血虚而不是阴虚，生地黄侧重于血分的热，而熟地黄入的是阴分。血小板有金之性，具有收敛的作用，而桑叶尤其是霜桑叶既能平肝又能泻肺火，可以同时调肝肺。此方也可以升血小板，但是比较慢，有效率也就 10% ～ 20%。

（齐雪维整理）

第二十六章　粒细胞减少症诊治要点

中性粒细胞绝对值低于 1.5×10^9/L 则称为粒细胞减少症。西医升白针剂主要是促粒细胞成熟释放到外周血以预防感染。

中医要想升高粒细胞，必须要认识粒细胞与中医相关病名相对应的关系，根据文献找出中医相应治疗手段并加以验证。我提出卫阳与白细胞密切相关，粒细胞作为白细胞的某一成分与中医卫阳的哪一作用有联系。事实上，很难找出粒细胞的中医辨证资料。我们清楚粒细胞是巨噬细胞的一种，一旦身体被异物侵袭时就迅速增加并聚集到异物周围。要让异物增多且不造成对人体伤害，针刺与艾灸很难做到，只有刮痧可以。刮痧可以让细胞破损，人为创造了异物，巨噬细胞聚集过来吞噬异物，这就调动了粒细胞。事实上我们思路是对的。

下一个问题是何处刮痧，我们根据注射粒细胞集落刺激因子引起的疼痛部位、造血主要骨骼，选定脊椎骨、髂骨、股骨、膀胱经刮痧，让痧出多、出透，效果明显。往往刮痧后第二天粒细胞就能明显提升，最高者提升 270%。

艾灸升白与刮痧升粒可以联合应用，艾灸升白是增强骨髓造血功能，刮痧是把粒细胞调到外周，二者相辅相成。

（刘泽宇整理）

第二十七章　癌痛诊治要点

医患都关注癌痛，美国总人口不到3.3亿，慢性疼痛患者是5000万，每天爆发痛的患者有2000万，所以美国对疼痛的关注度很高，尤其是癌痛，但是西医学治疗癌痛方法不多，且效果不理想。

到2020年前，全球癌症发病率将增加50%，即每年将新增1500万癌症患者，到2030年这一数字可能会增至2600万，且20%的新发癌症患者在中国。其中50%的患者有癌性疼痛症状，70%的晚期患者以疼痛为主要症状。肿瘤直接引起的疼痛，约占88%，常见的病因有：①组织毁坏：当肿瘤侵及胸膜、腹膜或神经，侵及骨膜或骨髓腔使其压力增高甚至发生病理性骨折时，患者可出现疼痛。②压迫：脑肿瘤可引起头痛；腹膜后肿瘤压迫腰、腹神经丛，可引起腰、腹疼痛，如胰腺癌。③阻塞：乳腺癌腋窝淋巴结转移时，可压迫腋淋巴及血管引起患肢手臂肿胀疼痛。④张力：原发及肝转移肿瘤生长迅速时，肝包膜被过度伸展、绷紧便可出现右上腹剧烈胀痛。⑤肿瘤溃烂，经久不愈，发生感染可引起剧痛。癌症治疗引起的疼痛，约占11%，如放射性神经炎、口腔炎、皮肤炎，化疗药物外渗引起组织坏死。

阿片类药物是目前主要治疗手段之一，应用很广泛，但是阿片类止痛药能解决的疼痛类型有限。阿片类药物治标不治本，不能根治疼痛，不断加量，而且有严重的副反应。

美国在2017年的时候，提出了新的阿片战争。美国已经变成了阿片类药物泛滥的世界中心。从1999年到现在过去的20年里，死于过量服用阿片类药物的美国人已经翻了两倍。三分之一的美国人遭受慢性疼痛。著名作者Judy Foreman在她的新书中把美国描述成一个“疼痛的国家”。35%的美国成年人常年使用医生处方的鸦片类药物。美国医院的急诊科每天接待1000多例因为过量服用鸦片类药物而就诊的患者。美国人口只占世界人口的4.6%，但是美国人消耗的鸦片类药物是全世界总量的80%，氢可酮的消耗量竟占全世界的99%。2012年，美国医生开出了2.82亿张鸦片类药物处方，这是药物成瘾、滥用和过度使用的重要通道。鸦片类药物的黑市场也有相当规模。仅 2015 年，有 33000 美国人死于鸦片类药物泛滥。平均每天都有 90 多个美国人死于鸦片药物的滥用和过量服用。2015 年，200 万美国人因服用鸦片类止痛药物而引发其他疾病，这一数据多年成增势状态；59 万美国人因服用海洛因而引发其他疾病，这一数据多年处于增势状态。2016 年，死于过量服用药物的美国人超过 58220 人，比死在整个越南战争期间的美国官兵还多，其中大部分人死于鸦片类药物的滥用和过度服用。2016 年，美国在鸦片类药物滥用引发的医疗费用、犯罪成本、生产力丧失方面的开支高达 785 亿美元。2017 年 10 月 5 日美国国会阿片药危机听证会上，NIH 主任、人类基因组计划领军人 Francis Collins 提出重视针灸等治疗疼痛的有效替代疗法。

美国掀起新的阿片战争，国内同道反应却不强烈。为什么？不自信。其实借助它证明你自己的疗效，这是一个机会。很多中医肿瘤医生不懂针灸，从没用过针灸；针灸师对针灸治疗癌痛没经验，没信心。国外目前针灸治疗癌痛病例少，经验不足，而且对重度疼痛没信心。世界范围内未对针刺治疗癌痛进行大样本循证研究。目前研究最多的，就是乳腺癌芳香化酶抑制剂引起的关节疼，第二是化疗引起的手足疼，而手足疼、关节疼还不是肿瘤患者疼痛最核心的东西。

针刺与阿片类药相比，起效快，效果好，既能治标又能治本，所以治重度癌痛非常有效。其实我们用的方法很多，有刺血拔罐、有火针、有毫针、有艾灸、有刺血、有浮针、有毫刃针。那么针灸治疗癌痛选穴怎么去选？

一、为什么癌症患者会出现疼痛难耐

肿瘤作为人体一个异常的“赘生物”，不属于人体任何正常组织，也势必占据原本属于正常组织的空间，造成局部压力大增，甚至压迫正常组织，造成张力增大，形成“胀痛”；其次，恶性程度高的肿瘤甚至很小就会发生局部的浸润，侵犯到局部的神经、血管、淋巴管等筋膜内组织，引起“刺痛”“窜痛”等；最后，肿瘤治疗过程中或者组织修复时，无菌性炎症渗出或感染也会发生疼痛，比如放疗引起的会阴痛、褥疮痛等，与局部炎症红肿热痛有关，这也是张力增大的表现。这些不同形式的疼痛对于晚期肿瘤更为突出，而且往往是多种形式并存，因而治疗也容易顾此失彼，久治不愈。

西医认为，疼痛作为一种人体主观的感受，是由人体广泛存在的疼痛感受器感知疼痛刺激的相关信息，并且通过感觉神经纤维传导至大脑，形成痛感。因此，针对疼痛这条感知、传导的过程，西医发明了很多治疗的手段，如口服阿片类药物、神经阻滞 / 阻断等等。此外，西医还会用到微创、放疗等针对肿瘤的治疗，由于继发水肿，部分会引起另类原因疼痛，造成痛上加痛。因此，疼痛是西医学非常棘手的一个疾病。

二、癌性疼痛根结在何处

局限于疼痛感知、传导过程，就容易过分重视神经在癌性疼痛治疗中的作用，进而忽视了神经的生活环境及与其伴随的其他结构。纵观全身神经在人体的分布循行，均具有筋膜包绕。这种全身的筋膜都是连续性的，包裹器官、血管、神经、肌肉等所有组织，同时可以深入到器官内部，即“间质”，构成了一张遍布全身内外的网络。筋膜腔虽然存在一定的伸缩功能，但是肿瘤侵犯到筋膜或者因为局部无菌性炎症、渗出等病理过程，造成筋膜腔内张力增大，进而使得神经受压引起疼痛。因此，筋膜张力 / 压力增大才是癌性疼痛久治不愈的根结，是癌痛的元凶。减压是治疗顽固性癌痛的最有效手段。

值得注意的是，部分患者疼痛部位并没有肿物，那疼痛部位肯定在肿瘤神经传导或筋膜延伸侧，这时减压不在疼痛部位，而是需要探寻周围筋膜组织压力，找出着力点行减压治疗，疼痛就会迅速缓解。

三、西医治疗癌痛思维需要升级解锁

目前西医多从神经纤维与递质入手治疗疼痛，思维有些局限。事实上，对解热镇痛药物、双膦酸盐治疗癌痛的现有认知和应用远远不够，亟待升级。解热镇痛药物可以解除炎性因子刺激，也可以抑制一些疼痛相关物质，如前列腺素等。至于双膦酸盐治疗骨转移疼痛，就有些“挂一漏千”，中医来看它其实是一个凉血活血药物，凉会造成上感样症状、心动过速、疼痛一过性加重；活血药物会减轻疼痛。德国科学家报道，双膦酸盐能减轻脏器转移概率，减少脏器转移机会就是减少血道转移机会，如能在血道转移方面做深入研究那可能在癌症方面将有大的突破。为什么这么说？因为活血化瘀治疗癌症至关重要。

疼痛局部由于压力升高，血运不畅，很多口服药物往往难以到达局部发挥明显止痛作用，中枢性的止疼药存在多系统功能抑制的副作用。因此，西医治疗尚缺乏局部减压的手段和针对性方法，也是亟待解决的症结。

四、癌性疼痛中西医汇通

“不通则痛，不荣则痛”是中医对各种疼痛一个总的认识框架。“不通”侧重于瘀堵不通，表现为刺痛、胀痛、热痛据按或者不喜按等，与局部张力增大、通道不畅密切相关；“不荣”侧重失于濡养滋润，表现为隐痛、拘挛疼痛、喜温喜按等，与虚损不足密切相关。不通与不荣二者相辅相成、互为因果，存在密切的逻辑关系，犹如硬币的两面，临床往往需要兼顾。

受累组织不同也会出现不同性质的“不通”，疼痛症状表现也不同。如，血管受累，血运不通，多表现为针扎样的刺痛，固定不移，与“血瘀不通”有关；神经受累多是走窜或者游走不定的疼痛，抑或是牵扯样疼痛，与“血虚生风”有关；筋膜腔内压力增高，多是胀痛，与“气滞不通”有关；淋巴管受损，淋巴液外渗，容易造成湿邪在局部聚集，可能出现重痛，与“痰湿”阻滞不通有关。

气血虚损或者因为肿瘤压迫不能到达痛处，多为“不荣”，表现为空痛、酸痛等，与虚损不荣有关。

总之，癌性疼痛虽然都是疼痛，需要明确不通与不荣的本质，治疗时便存在疏通减压与补虚益损治疗上的差异，临床医生应加以详细分辨。事实上中西医对癌痛的认识是相通的，肿瘤局部疼痛多是不通则痛，非肿瘤局部疼痛多为不荣则痛。

五、中医有哪些行之有效的方法

聚焦于疼痛不通与不荣的差异，中医治疗手段的选择存在很大的不同。因此，有必要对中医常用止疼疗法的侧重点、功能主治、优劣等深入明确，方能用兵如神，效如桴鼓。现将我们临床常用的手段举例如下，供大家参考。

1. 火针

将烧红至白的针尖迅速刺入穴内，起到温经通络、散寒止痛的作用，侧重于“温”与“通”，祛寒补虚，疏通经络，因此起效快，作用强。同时火针具有明显的抑瘤作用，能够通过缩小肿瘤、减小筋膜张力而止痛。是寒凝不通类疼痛的首选。可以说，火针对瘀痛和虚痛均有较好疗效，腹部、腰背部、四肢、头面浅表肿瘤效果比较好。操作时可在疼痛局部针刺，范围较大可以考虑沿神经分布的夹脊穴（如胸膜间皮瘤疼痛），隔天一次。

2. 刺血拔罐

“针刺放血，攻邪最捷”，该方法能够快速缓解瘀堵状态，减轻局部压力，同样起效快，作用强，因此多用于治疗“瘀痛”。刺血拔罐重在从血的层面疏通，对气滞改善并不明显，因此对胸胁等部位气滞为主的疼痛效果欠佳。临床常在痛点或者病灶周围（如带状疱疹）做刺血拔罐，往往一次见效。适用于胰腺癌疼痛、乳腺癌术后上肢肿胀疼痛、骨转移疼痛、肿瘤压迫神经疼痛等。

3. 刺络放血

针刺某些穴位或体表小静脉而放出少量血液，祛瘀减压，也多治疗“瘀痛”。常用三棱针、蝶形针、注射器针头等，同样针对血瘀不通的情况，尤适于不能做刺血拔罐部位的疼痛，比如头痛、口腔内的疼痛等。该方法贵在灵巧，往往给人四两拨千斤的感觉。放射性肠炎、直肠肿物、直肠癌术后肛门疼痛，可根据肛周十二点在环颈选疼痛点刺血。

4. 针刺

能够促进神经再生，减少疼痛类物质释放，常用的针具有毫针、豪韧针、芒针等。其中，毫针长于调气，多用于肝癌肝大、浅表肿瘤压迫引起的疼痛可在肿瘤四周毫针围刺，或者特殊穴位的针刺，如期门、府舍、腹结等，多适用于晚期肿瘤体质极差、不耐攻伐、气滞不通的患者；毫刃针因其针尖成小“刀刃”状，善于疏通，多用于表浅肿瘤、结节等，尤其是腹部皮下结节的松解；芒针较长，尤适于位置比较深的疼痛，如宫颈癌、直肠癌放疗后与膀胱癌引起的无菌性膀胱炎膀胱疼痛（中极、水道、归来、关元、石门等）；鼻咽癌放疗后颈肩部疼痛与胸胁疼痛（阳陵泉下三寸）；鼻咽癌放疗后咽痛（从天容向咽部针刺）等。针刺既治疗“瘀痛”又治疗“虚痛”。针具选择很讲究，选穴也非常重要。

5. 艾灸

我们针对疼痛的共性特点，研制了“立笑艾”，即是通过对痛处艾灸，增强温通辛散的作用，与火针作用类似。同时艾灸能够起到很好的补元气、化痰湿、散寒郁作用，对虚痛、寒湿痛、寒实痛也有明显的效果。该方法往往与其他的方法并用，如放血后局部艾灸，既能补元气防止攻伐太过，又能温通，增加疏通的作用，效果尤佳。

6. 手法

对因为放疗、手术术后导致的粘连或者慢性损伤进行手法按摩松解止疼，此法同样是降低张力行之有效的方法，多需要一定的操作技巧，常用的有：颅底肌肉松解、肩及腋下松解、肋弓下松解、盆底松解、腰痛一把抓等。

7. 中药

中药灵活多变，或疏通或补益，或口服或外用，比如阴证方外敷抗肿瘤止疼，复元活血汤针对顽固的胸胁疼痛等，不一而足。与西药止痛药不同的是，中药口服止疼不会出现便秘、呼吸或心跳抑制、精神异常等种种不良反应，同时也与医生的辨证施治水平密切相关。

最后，需要指出的是，中医止疼绝不是慢郎中，贵在用对。所谓“用对”，除了要考虑方法用对，还有治疗强度、治疗部位（是否能够到达筋膜）、治疗手段联合等方面。

六、针刺策略与针具优选

1. 围刺：比如肿瘤引起的疼痛，就在局部火针或毫针围刺抑瘤通络止痛。

2. 腧穴：比如说经验穴、华佗夹脊穴，夹脊穴我们用火针比较多。

3. 阿是穴和结节：多采用毫韧针松解。

4. 痛点：选用毫针、芒针、浮针或者毫刃针减压治疗癌痛。

5. 浮针：治疗原发性脑瘤、脑转移瘤引起的头疼头晕效果很好，比甘露醇、激素、贝伐珠单抗快且强。对四肢的疼痛效果也很好。切记进针的时候进针点固定，进针点进针后，做扇状的扫散剥离。

七、少见疼痛的处理

手足疼痛十宣刺血，血出痛缓解，如配合艾灸劳宫、涌泉效果会更好。

全身疼痛针刺环跳，全身疼痛为邪气在表，解表引邪外出疼痛缓解。针刺环跳刺激强度大，往往汗出，之后疼痛缓解。

需要强调的是几种止痛方法不是孤立的，临床要注意多途径可提高疗效。另外要强调的是一开始就应及时治疗癌痛，以防止癌痛加剧或再发作。

八、吗啡副反应处理

吗啡容易引起大小便困难，一旦出现大小便困难，吗啡类药物很难使用。使用阿片类止痛药大小便困难与患者脾虚、饮停有关，可用己椒苈黄丸通利大小便，效果很好。也可以选针刺，穴位选用中脘、水分、中极、腹结、府舍。水分在任脉，有分清泌浊作用，可以把肠道水湿分别分到大小肠中去，小肠水分走膀胱，大肠粪便走魄门。

（刘泽宇整理）

第二十八章　肿瘤科患者发热诊治要点

评价一个中医内科大夫功底最简单的方法就是看他退热的能力，尤其是处理慢性低热的能力。肿瘤科的发热有一定的特点，也不容易解决。发热不仅消耗患者体能，加速肿瘤患者衰竭，而且消磨患者意志。发热分为感染性发热、中枢性发热、不明原因的发热。西医能处理的是感染性发热，感染性发热中医效果也很好。事实上高热比较容易退，真正困难的是低热。高热常用针刺大椎或十宣，或服用安宫牛黄丸。安宫牛黄丸本来是治疗高热神昏证，但在持续高热即使不伴神昏，只要脉有力就可用安宫牛黄丸。脉比较有力的发热，尤其是中枢性发热，安宫牛黄丸也有效，脉无力不建议使用。

发热要分辨是实热还是虚热。

一、实热辨证

1. 柴胡剂

如果是实热，小柴胡汤用上就有效，有腑实的情况下用大柴胡汤。一般动脉栓塞后引起的发热用小柴胡汤疏解少阳就可以。石家庄有位老前辈，用小柴胡汤退烧就看一点，那就是舌两侧是不是有津液，舌两边有津液、小泡沫就有肝郁，用小柴胡汤就有效。退烧的话，有时小柴胡汤力度略显不足，若用来退烧需：①加苏叶这味药，和胃透表；兼有头痛、发困、病情缠绵不愈者，多是挟湿，加羌活、麻黄；全身关节疼，多属寒重，可用大剂量散寒药，如麻黄汤。②小柴胡清利头咽药物不足，可加辛凉解表药，如板蓝根、金银花、生石膏。③将温病和伤寒揉在一起，风寒风温皆伤肺卫，容易出现或轻或重的咳嗽，在小柴胡汤基础上加点调肺的药，如桔梗以宣肺气。

蒿芩清胆汤和柴胡达原饮都是清代名医俞根初的方剂，都能退热，蒿芩清胆汤侧重于夹痰，柴胡达原饮侧重于夹湿，查舌就可以辨证用药，如舌苔厚或斑驳不均为夹痰是蒿芩清胆汤证。

2. 栀子豉汤证

治疗热扰胸膈证，只要剑突下有压痛就可以用栀子豉汤，即发热伴膈下或剑突疼痛。此是《伤寒论》所说的“心中结痛”。

3. 升降散证

升降散由大黄、姜黄、僵蚕、蝉蜕四味药组成，主治邪热充斥内外，阻滞气机，清阳不升，浊阴不降的发热，用升降散主要看脉，脉见躁象。通常栀子豉汤与升降散合用，调理气机升降出入，比单纯使用效果好。升降散所治的发热，不是很高，多伴有烦躁。李士懋老师擅用升降散，他总结只要见脉躁动不安，如同马不听话的时候尥蹶子就可以用升降散。李老喜用升降散加活血散结药物治声带息肉。

4. 安宫牛黄丸证

安宫牛黄丸对于中枢性发热或不明原因发热只要脉按有力用之均有效。

二、虚热辨证

虚热多表现为低烧，病因较多，较难治疗。

1. 补中益气汤证

补中益气汤为甘温除热名方，主治脾虚湿浊下注证，临床使用指征有三点：一是脉软无力，二是纳差、食欲降低，三是由于湿浊下注所致的腹胀。可用补中益气汤加地骨皮、青蒿。或升阳益胃汤加减。发热特点是午后发热，晨起好转。全身衰竭或休克患者不要用发汗药，哪怕是感冒清热冲剂也不能用，以免发散阳气。否则发汗后患者很有可能吐血、咳血而死。本属阳气不足，虚阳上越，如果再发汗伤阳，最终结局就只能是阳气暴脱而亡。若阳虚挟湿，可用附子汤加味。

2. 逍遥散证

逍遥散主治的发热有两个特点，一是发热虽为低热，但心率快，心慌明显；二是发热，越活动热越高。也可加地骨皮、青蒿清透虚热。逍遥散治发热来自蒲辅周老师治疗低热的医案，逍遥散的发热特点是不爱动，一睁眼就心慌，越活动越热，因为睁眼会消耗阴血，阴血不足就会心慌，阳气者烦劳则张，活动劳累就会伤筋伤肝，肝血不足发热就是逍遥散证。

3. 青蒿鳖甲汤证

前半夜发热后半夜热退，往往是阴虚发热，入夜阳入阴，扰动阴分便发热，是青蒿鳖甲汤证。如夹有湿邪，肌肤水肿，小便或不利，多为猪苓汤证。

不明原因的高热可以用孙秉严老师验方：生石膏30g，山药20g，麦冬

20g，天花粉 15g，生地黄 15g，玄参 15g，沙参 15g，薄荷 10g，佩兰 15g，冬瓜仁 20g，大青叶 15g，板蓝根 30g 等。方中玄参可将全身皮肤孔窍的热从大小便排出。滑石可以祛皮肤孔窍的湿热。

发热是内科疑难病，诊治疑难病辨证是关键，脉诊尤其重要，往往起到一锤定音的作用。

（刘泽宇整理）

第二十九章　手足皲裂诊治要点

靶向药物比如易瑞沙、特罗凯，副作用会出现手足皲裂，而不是头面部及躯干部皲裂。

一、西医治疗要点

手足皲裂是因为四肢末梢循环差，且皮肤角化层增殖慢，里面肌肉增殖快，快速增长的肌肉将皮撑开，也就出现裂口。

西医治疗就是将角化层泡软，然后撕下角化层硬皮。

二、中医思辨要点

中医学认为阴血不足无法正常运输到四肢末端不能濡养四末，故而皮肤会干裂。其原因有两个，一个是动力问题，责之于肺，肺主皮毛，肺气不利，无法布达气血津液至全身，且燥邪与肺气相通，这也说明手足干裂与肺关系密切；另外是经络瘀阻，所以也无法将气血津液运输到四肢末端。

其药物组成及用法：生地黄 30g，玄参 15g，生黄芪 30g，百合 10g，桑叶 10g，苦杏仁 6g，紫草 15g，白及 10g，水煎外洗，每日 1 剂。用生地黄、玄参滋肾水、补阴血，生黄芪益气生津；用百合、桑叶、杏仁以润肺、清肺、宣降肺气，以利于阴血津液布达于四肢，还可祛除燥邪；再加凉血活血药紫草以疏通经络；因手脚裂口，加白及以促进伤口愈合。

（刘泽宇整理）

第三十章　痤疮诊治要点

肿瘤患者在化疗或靶向治疗期间可能会出现各种皮肤损害，包括痤疮样皮疹，其中老年人痤疮样皮疹的发生率在84%以上，主要分布在头面背部油脂分泌较旺盛的区域。其基底为红色，上有鳞屑或脓点，有刺痛感，伴瘙痒，令患者难以忍受，增加了患者的痛苦，降低了患者的耐受性，使患者依从性下降，严重者不得不停止肿瘤用药，从而影响了治疗效果。

一、西医对本病的认识

痤疮，是一种常见的毛囊、皮脂腺的慢性炎症性疾病，西医学认为其发病与遗传、雄激素诱导的皮脂大量分泌、毛囊皮脂腺导管角化、炎症、免疫反应等因素相关。西医认为肿瘤患者出现痤疮与化疗期间免疫力降低、感染痤疮杆菌有关。

二、中医思辨要点

痤疮，在中医古籍中被称为疱、粉刺、酒刺、面粉渣、肺风粉刺等。痤疮多见于身体好、皮脂腺分泌旺盛的年轻人。青年人相火旺，且痰湿盛，容易出现痤疮。头为人体诸阳之会，大椎为六阳之会，所以头面部、肩背部痤疮多见；油脂过多则痰湿与热过盛，湿热熏蒸外溢，头面部容易脂溢性皮炎长痘。痤疮发于皮毛，从“肺主皮毛”的理论认识，本病的病位涉及肺，肺卫热盛，发于肌表，则为本病。“诸痛痒疮，皆属于心”。痤疮表现为底部红肿疼痛，多因火毒炽盛，致使血脉不通，壅遏气血而不得行，则生肿痛，正如《灵枢·痈疽》云：“营卫稽留于经脉之中，则血泣而不行，不行则卫气从之而不通，壅遏而不得行，故热。大热不止，热胜，则肉腐，肉腐则为脓。”因此，痤疮的病机还应考虑血分热盛。故痤疮的治疗应该清利气血分湿热之毒。

1. 外敷

首选土茯苓，清利湿毒，加上去上焦肺火的连翘、炙枇杷叶、金银花，通便泻肺火的草决明，去血分湿热的苦参、夏枯草、牡丹皮、赤小豆等。熬成较稠的膏，用纱布蘸膏敷在脸上，每日 1 剂，可外敷多次。

2. 口服

应用汤药时要注意：肺主皮毛，皮毛出现痤疮肯定要从肺治，大剂量枇杷叶，枇杷叶入肺胃二经，清泄肺热；而且痤疮患者多有便秘，可用草决明通便，通便可降肺火。结合部位辨证：痤疮的部位可以反映不同脏腑病变，根据痤疮部位来选用作用于不同脏腑的药物，如下巴痤疮与内分泌失调有关，中医属于肾虚肝火，额头与阳明有关。

3. 针刺

大椎、肺俞、心俞、膈俞刺血拔罐可以清气分和血分热，治疗痤疮效果也很好。

4. 穴位注射

将 5mL 维生素 C 注射在单侧足三里穴。维生素 C 性酸，酸味入肝胆，补肝胆之阴，酸性收敛，能平息肝火，有利于疏泄肝胆湿热。酸味入胆，促进胆汁分泌，可以解油腻、降血脂。治疗痤疮起效很快。

（刘泽宇整理）

第三十一章　带状疱疹诊治要点

带状疱疹是一种由水痘-带状疱疹病毒引起的感染性疾病，具有一定的自愈性，但若治疗不及时就会引发较为明显的后遗神经痛，对患者的正常生活造成较大影响，因此在发生带状疱疹后要及时有效地治疗。尤其发病于眼周围的带状疱疹，会损害角膜引起失明。

本病和患者免疫功能有密切关系，恶性肿瘤为一种消耗性疾病，多数肿瘤患者免疫力低下，经历放化疗时容易感染水痘-带状疱疹病毒引起带状疱疹。

一、西医治疗要点

西医治疗该病多采用抗病毒、止痛、营养神经、激素等药物，起效慢，疗效远不如中医。中医治疗带状疱疹有明显优势。

二、中医思辨要点

带状疱疹归属于中医的“缠腰龙”“蛇串疮”“缠腰火丹”“火带疮”“蛇丹”等范畴，中医学认为，本病多因情志不遂，肝郁气滞，郁久化热或夹湿热之毒，随经传感。夹风邪上窜，发于头面面颊;或夹湿热下注，发于腹部胁下;火毒蕴积，多发于胸壁。后期则多因血虚夹热，湿毒蕴结，络脉瘀阻，发为后遗疼痛。

1. 中药

治疗带状疱疹要清肝火、祛湿毒，龙胆泻肝汤、瓜蒌甘红汤，效果很好，用大剂量全瓜蒌30g，加生甘草、红花。瓜蒌具有润降肝火、涤痰散结、消痈肿疮毒的功效。在龙胆泻肝汤被诟病损害肾功能时，瓜蒌甘红汤治疗带状疱疹效果很好。

2. 针灸

火针围刺、梅花针疱疹周边点刺放血、疱疹周围刺血拔罐。可有明显的泻肝火祛湿毒作用。起效很快。

3. 带状疱疹后遗疼痛

西医治疗主要以局部麻醉镇痛、抗病毒为主，虽然有一定疗效，但远期疗效不满意。

中医学认为病久入络、血分湿热内阻是后遗神经痛的病机所在，以活血凉血化瘀通络为主，朱仁康老师用丹参、牡丹皮、桃仁、红花、全蝎等凉血活血通络之品，打成细粉，用香油（性凉）和好后涂在局部，有一定缓解后遗疼痛的作用。可以梅花针局部点刺、局部刺络拔罐活血通络祛瘀清热，可有效缓解疼痛。也可用浮针在疼痛部位结节松解，效果也立竿见影。可在针刺后艾灸局部 5 分钟，加强活血通络作用，增强疗效。

（董珍珍整理）

第三十二章　皮肤损害诊治要点

皮肤损害是抗肿瘤药物较为常见的不良反应，而皮肤色素沉着和手足麻木是皮肤损害中较为常发的手足皮肤损害，虽不会对患者生命造成威胁，但影响患者的生活质量，停止治疗后部分患者病情会缓慢改善。

第一节　手足色素沉着

肿瘤患者化疗期间可出现手足部色素沉着，引起色素沉着的化疗药物众多，如卡培他滨、氟尿嘧啶、环磷酰胺、异环磷酰胺、博来霉素、羟基脲、阿糖胞苷、白消安等。化疗药物所致色素沉着的机制不甚明了，目前认为抗肿瘤药导致皮肤色素沉着的作用机制主要有：①化疗药物直接刺激表皮黑色素细胞形成导致色素沉着；②对肾上腺毒性使促肾上腺激素和促黑素细胞激素分泌过多；③化疗药物致使酪氨酸酶抑制剂遭到破坏；④化疗药物-黑素复合物的形成；⑤化疗药渗出到皮肤或随汗液分泌到皮肤，对皮肤角蛋白细胞产生毒性，导致炎症后色素沉着等；⑥对血管造成损伤，使血管壁通透性变化，造成静脉壁的增厚和炎性改变，形成色素沉着。

一、西医治疗要点

常见引起掌心、足心等皮肤色素沉着的化疗药物多见于卡培他滨和替吉奥，并伴有指（趾）热痛、红斑性肿胀以及皮肤脱屑、溃疡。此类药物多为热性，热毒内侵，耗伤阴液，脉道艰涩不畅；手足是阴经与阳经交会之处，孙络络脉交汇，气血运行不畅，毒素易于聚集。

西医对治疗色素沉着无具体治疗方案，色素沉着多与黑色素的形成有关，有研究发现维生素 C 可以保护酪氨酸酶抑制剂活性，还能抑制皮肤中多巴醌的氧化作用，减少黑色素的形成。静滴维生素 C 和还原性谷胱甘肽可以减轻色素沉着。

二、中医思辨要点

色黑为肝郁之色，手足为阴经与阳经交汇之处，也容易瘀阻；手足色素沉着为肝郁络阻，当疏肝活血通络，要用活络效灵丹加薏苡仁、茯苓等药，水煎泡洗手足。

第二节　手足综合征

手足综合征（又名掌足红肿疼痛），是与氟尿嘧啶、卡培他滨、表阿霉素、索拉菲尼等化疗/靶向药物治疗相关的一种常见的特异性皮肤毒性反应，临床表现为不同程度的手足麻木或疼痛，轻则有手套、袜套感，重则遇冷指（趾）刺痛难忍，四肢末端受压区域的皮肤出现红斑性肿胀，甚至可出现脱屑、水疱、溃烂、脱皮，并伴随局部发热、感觉迟钝，可继发感染。临床发病率可达45%～56%，其中卡培他滨手足综合征的发生率达27%～76%，2级和3级手足综合征的发生率为9%～30%。手足综合征虽无致命性，但可影响患者日常活动及生活质量，甚至导致化疗减量或暂停化疗。

根据美国国立研究所（NCI）分级标准对手足综合征分为3级：

1级：手和（或）足麻木、感觉迟钝/感觉异常、麻刺感、红斑和（或）不影响正常生活的不适。

2级：手和（或）足疼痛红斑、肿胀和（或）影响正常生活的不适。

3级：手和（或）足湿性脱屑、溃疡、水疱或严重疼痛和（或）使患者不能正常工作或生活的严重不适。

易引起手足综合征的药物有，化疗药：卡培他滨、脂质体阿霉素、阿糖胞苷、多西紫杉醇、长春瑞滨、持续输注阿霉素、吉西他滨等；靶向药物：索尼替尼、索拉非尼、伊马提尼、厄洛替尼；生物制剂：大剂量IL–2。

一、西医治疗要点

目前针对手足综合征的治疗方法主要包括减少化疗药物剂量甚至停药，口服环氧化酶2（COX－2）抑制剂、口服维生素B6及糖皮质激素、营养神经的药物，外用尿素乳膏等，效果不理想。

二、中医思辨要点

1、2级：属中医学“血痹”范畴。《杂病源流犀烛·麻木源流》指出，麻的病因是“气虚是本，风痰是标”；木则由“死血凝滞于内，而外挟风寒，阳气虚败，不能运动”。化疗患者气血亏虚，不能濡养筋脉，遇寒则营血凝滞、运行不畅，出现肌肤麻木不仁、感觉异常；气虚则无力推动血液运行，日久形成瘀血，化疗相关性血痹的发生与气血亏虚导致的营血凝滞有关，以益气温经、和血通痹辅予活血通络为治则。

3级：手和（或）足湿性脱屑、溃疡、水疱是因湿热阻络。湿性脱屑、水疱均为局部湿热之邪所致。

1. 中药治疗

1、2级：黄芪桂枝五物汤加鸡血藤、豨莶草、桃仁、红花活血通络，口服治疗手足麻木有一定效果。加川乌、草乌加强温经通络除湿逐痹，外洗手足作用于局部，效果会更明显。若出现手足心痒是因血虚生风，可加防风30g，何首乌30g。药物组成及用法：炙黄芪30g，桂枝10g，赤芍15g，白芍15g，当归12g，鸡血藤20g，红枣10g，茯苓12g，桃仁10g，红花10g，豨莶草30g，每日1剂，水煎服。或加川乌、草乌各10g，水煎，洗手脚，每日1剂，每日泡手足3次，每次10分钟。痒者加何首乌30g，防风30g，外洗手足。

3级：可选用吴鞠通治疗湿热阻络方宣痹汤加减外洗，地龙15g，苍耳子12g，防己12g，滑石15g，秦艽10g，丝瓜络10g，蚕砂12g，黄连3g，威灵仙30g，海风藤30g，苍术10g，薏苡仁30g。每日1剂，水煎洗手足。

2. 针灸

手足综合征为湿热阻络所致，可以在指端（趾端）十宣部位针刺，指（趾）腹较为饱满时效果较好；若指腹不饱满可同时在劳宫穴、涌泉穴做艾灸，加快血液运行，促毒素外排。

（董珍珍整理）

第三十三章　无菌性膀胱炎诊治要点

一、西医诊治要点

无菌性膀胱炎指通过多次的尿培养检查并没有在尿中发现细菌生长，但是存在尿频、尿急、尿痛等膀胱炎的症状，以及在膀胱镜检查下面发现膀胱有黏膜红肿、血管增生、息肉、滤泡等炎症改变。放射性膀胱炎很常见，多为盆腔肿瘤放疗引起，放疗后膀胱受损，出现无菌性炎症。异环磷酰胺等化疗药物容易引起膀胱炎。美司钠可以预防治疗异环磷酰胺引起的膀胱炎，放疗引起的无菌性膀胱炎目前尚无药物可治疗。

二、中医思辨要点

本病属“淋病”范畴，为湿热下注、蕴结下焦所致。症见小便浑赤、溺时涩痛、淋漓不畅或癃闭不通、小腹急满。膀胱炎症，为损伤部位水肿、气血瘀滞不通，当“疏其血气，令其调达，而致和平”，可选用膀胱周围的中极、横骨、水道、归来等穴，用芒针针刺，可使膀胱局部肌肉收缩，促进炎性物质的吸收，多一次见效，数次治愈。

针刺治疗慢性反复发作的膀胱炎也有很好效果。

（董珍珍整理）

第三十四章 脱发、眉落诊治要点

第一节 脱发

不难发现，40 ～ 60 岁的人脱发较多，这年龄段的人大多数生活水平较高，营养过剩，高脂饮食多，容易堵塞毛囊，导致毛发营养不良，故容易脱发。这个年龄段还有一个很重要的特点，生活工作压力大，焦虑抑郁，暗耗阴血，而发为血之余，阴血不足，养发无源，故而也容易导致脱发。

一、西医治疗要点

化疗药物可明确导致肿瘤患者脱发的发生。而头面部血液主要来自颈外动脉的分支，药物通过血液循环被头皮毛球下部的毛细血管网吸收而对毛囊和毛根发生作用，诱导毛囊内细胞凋亡，从而使生长期毛囊提前进入衰退期，并抑制毛发的新生，导致脱发发生。引起脱发药物为紫杉醇、阿霉素等。

1. 头部冷疗

预防脱发主要是在化疗治疗过程中，血药浓度的高峰期间，采用头部冰帽冷敷物理降温方法，使头皮血管收缩，减少头皮血流，降低头皮血液供应和组织细胞摄取水平，使头皮局部化疗药物血药浓度降低；同时，低温组织细胞的代谢和吸收性减缓，还可以降低组织细胞对化疗药物毒性的敏感性，从而减少化疗药物的不良反应，减轻化疗所致脱发。

2. 止血带法

头皮的血液供应即额动脉、眶上动脉、颞浅动脉、耳后动脉、枕动脉，皆自发迹周围向颅顶部辐射状排列，这些血管较表浅，易被阻滞，且头皮血管与颅内血管的交通很少，所以，沿发际扎止血带后即可使头皮的血液供应暂时性地部分或全部阻断，使化疗药物不能直接作用于头皮毛囊。而多数致脱发的化疗药物的半衰期都很短，有的进入体内后在血中迅速消失，所以当化疗结束松开止血带时血中的药物浓度已很低甚至完全消失，可大大减少药物对毛囊的损伤，故止血带法可起到预防化疗后脱发的作用。

3. 综合干预

恶性肿瘤化疗患者采用合理膳食、心理调护等综合护理干预措施，以提高机体免疫力，改善头皮毛囊的血液营养状态，减少物理刺激，预防化疗致脱发。

二、中医思辨要点

脱发的第一个诱因是脂溢性脱发，毛囊油脂旺盛，堵塞毛囊造成营养不足，可用焦山楂消肉食之积、侧柏叶专治油性脱发；第二个诱因是毛发营养不良，可用制首乌、当归、炙黄芪、丹参益气养血；旱莲草、牡丹皮凉血，共同来营养发质。诸药煎汤洗发，头发会迅猛生长。

第二节　眉落

与毛发相比，眉毛软，生长到一定程度就不生长了，眉与毛发不同，与肝血关系密切。此外眉型与性格相关，也反映眉毛与肝相关。化疗是头发易落。而眉毛不易脱落。眉毛脱落者多见于肝血不足患者。

中医对眉毛论述较少，《内经》云："美眉者，足太阳之脉血气多，恶眉者，血气少也。"眉毛较浓则表示其足太阳经血气旺盛，肾气充沛，身强力壮。眉毛稀淡、恶少、脱落，则象征足太阳经血气不足，说明其肾气虚亏，体弱多病。客观讲《内经》对眉毛认识不是很准确。在《太平御览》有张仲景观眉知命记载，张仲景有次见到建安七子之一的王粲，对王粲说："君有病，四十当眉落，眉落半年而死。令服五石汤可免。"王粲不以为然，没有听他的，结果"后二十年果眉落，后一百八十七日而死，终如所言。"也从另一个角度说明眉与肾的关系不如与肝密切，不然不会眉落半年而死。《古今医案按》对眉的认识值得深思：眉脱多是患风之症，肝为风脏，若眉落，宜兼补肝，以眉禀木气而侧生也。肾为源，肝主疏泄，为通道。若眉毛脱落而头发正常，则为肝疏泄功能异常，宜疏肝补肝祛风，若眉毛和头发均脱落，则肾脏亏虚为主，以滋补肝肾为主。

单纯眉落时可用当归、白芍、蔓荆子研磨香油外敷眉心，有一定疗效。

（董珍珍整理）

第三十五章　单侧下肢活动不利诊治要点

单侧下肢活动不利，注意是单侧，这个症状在肿瘤科比较常见，最常见的原因是原发性脑瘤或转移性脑瘤所致。单侧肢体的表现也是存在差异的，比如：有的患者下肢无力下蹲，有的患者是无力抬起下肢迈上台阶；有的患者表现为下肢无定向功能（鞋离得很近，就是够不着）；有的患者甚至自我感觉一侧腿短，走路不稳等，这些症状也可见于腰骶部位手术伤及相关神经之后。

一、西医治疗要点

传统的认识为脑转移肿瘤或原发性脑瘤压迫神经如不通过有效抑制脑部肿瘤这些症状就不能缓解；或者手术伤及神经引起的上述症状几乎不能自愈。事实上并非如此，我认为通过刺激神经通路中的某些神经节就能缓解相关症状，而且症状缓解后很少再次复发。

二、中医思辨要点

临床中，我们在阴陵泉刺血拔罐，往往是一次治疗后这些症状就能明显缓解，数次后这些症状消失。中医上分析，关节尤其是下肢关节的活动不利，往往是湿邪引起的，湿性趋下，感受寒邪，极容易在关节部位阻滞，导致络脉不通，因此，除了活动不利外，还会表现为膝关节重浊不适。阴陵泉属阴，湿气最重，在阴陵泉刺血拔罐能够快速祛除湿气，不仅改善了患者生活质量，而且还增强了患者战胜疾病的信心。

值得注意的是，关节炎也可以尝试该种方法，往往也能取得不错的效果。但是脑血管病引起的“鸡爪手”等严重变形后该种方法效果不理想。

（董珍珍整理）

第三十六章　乳腺癌术后上肢肿胀诊治要点

上肢淋巴水肿目前缺少有效的治疗方法，是国内外都关注的问题。其常见的诱因有：①乳腺癌术后腋下淋巴结清扫，淋巴液回流受阻。②腋下淋巴结区放疗，造成局部无菌性炎症渗出、纤维化，皮肤发紧压力增大，不利于淋巴回流。③患肢输液，增加患肢阻力，极易引起或加重淋巴水肿，一定要和患者及家属反复交代。④感染导致的淋巴管炎，中医也叫丹毒，皮肤发红发紧，反复的淋巴管炎发作，皮肤发黑发硬。乳腺癌术后上肢肿看似不影响生命，却对患者心理造成极大创伤，给生活带来极度不便。上肢水肿是乳腺癌患者术后最为难治的并发症。

一、西医治疗要点

目前，治疗乳腺癌术后淋巴水肿采用淋巴管微血管吻合术、弹力套袖、压力泵、按摩手法治疗，国外患者担心感染拒绝有创性的治疗。疗效远不如人意。

二、中医思辨要点

中医没有“淋巴”的概念，但对水肿治疗有很多论述。我认为对上肢淋巴水肿的认识，最有价值的是《金匮要略·水气病脉证并治》中“血不利则为水”的理论，据此可以对患侧皮下结节做刺血拔罐治疗淋巴水肿，效果满意。2015 年我们在《中华医药》栏目做了一期“乳癌水肿刺血调”节目，反响很大。

治疗之前，要注意几点，第一是水肿时间长短以及分期，事实上病程长者也并不一定疗效不好，最重要的是分期，如为美国理疗协会制定分期的 3 期则治愈概率非常低；第二是否为指凹性水肿，如出现指凹性水肿，刺血拔罐效果不好；第三是上肢严重脂肪沉积与反复淋巴管炎后皮肤硬者，刺血拔罐效果也不好。

1. 刺血拔罐

注意是在患肢皮下结节刺血拔罐，疏通经络水肿能迅速减轻。

2. 腋下瘢痕或极泉穴松解

无论腋下淋巴结手术还是放疗，均可使腋下极泉穴及附近出现结节，可用毫韧针由深层往浅层松解，如果没有瘢痕，可在腋下极泉穴附近结节刺血，血出上肢水肿也能明显缓解，腋下结节毫韧针松解是针对上肢水肿的核心环节，较患肢刺血拔罐作用更直接，缓解时间更持久。

3. 浮针

如患肢局部水肿，此时不宜刺血拔罐与毫韧针松解，可在局部水肿部位用浮针治疗。

4. 中药

中药口服效果较慢，往往需要一个月以上方能明显见效。中药口服的理论认识主要有两点：①病根在腋下，是肝邪气留居之处，调肝可选择当归、白芍、生黄芪；②水肿腰以上可汗，可选用麻黄、猪苓（猪苓善治皮肤之水，李东垣的调卫汤治疗发汗就是用的猪苓）。其他则针对具体症状与体征加减，比如皮下结节可选用白芥子化痰湿，上肢可选用桑枝、路路通引经通络，增加发汗力量可加黑附片、羌活。临床常用处方如下：当归 30g，炒白芍 30g，生黄芪 30g，白芥子 10g，麻黄 10g，黑附片 10g，猪苓 30g，羌活 10g，桑枝 30g，路路通 15g，水煎服，每日 1 剂。

如果水肿严重，针眼容易出水如何处理？其实这和胸水、腹水引流时渗水是一样的道理，可以艾灸针眼处。为什么？引流出来的水往往都是黏的，内含大量蛋白质，蛋白质受热凝固，艾灸温度很高可使渗液处蛋白凝固，将针眼堵塞。

那么，在上肢水肿的治疗过程中如何判断即将治愈？刺血拔罐治疗乳腺癌术后上肢肿胀，开始引出的是血性液体；数日后血液与组织液一并拔出；最后清水样纯组织液拔出，当清水样液体流出时也就是疾病趋愈时期。

（姜欣整理）

第三十七章 癌因性疲乏诊治要点

肿瘤患者的疲乏很常见，很多人容易想当然地认为疲劳就是虚，喜欢用补药，不仅没有缓解疲劳，还会出现上火的症状。疲乏是虚的概念有失偏颇。我们不妨思考自己生活中感觉疲乏时，最有效的缓解方法有两个：一是睡觉，疲乏时盖上被子睡觉，睡觉时卫气入内与营分结合，营卫交融，互相滋养，醒后卫阳变得充足，疲乏缓解；二是运动，这个时候如果到户外跑跑步、打打球，出一身汗，疲乏也会迅速消失。不管睡觉还是运动，汗出是一个关键，“阳加于阴谓之汗”，汗出时营卫调和，疲乏也就缓解。

我们再看看疲乏的“疲”字怎么写？“疒”下面一个“皮”。“皮”本指“动物皮张”，转义指“柔软”。“疒”与“皮”联合起来表示“身体柔软无力”。《说文解字》说：疲者，劳也。《玉篇》：疲，乏也。追其造字本意，“疲”可以理解为“病于皮”，即病位在皮肤上，使人有困乏的感觉。既然病在皮肤上，而皮肤又是依靠营卫来濡养的，那么营虚和卫虚或者营卫不和就可以认为是导致疲乏的主要因素了。

癌因性疲乏包括虚与不通两方面的因素，临证必须明辨。

首先是虚：一个原因是白细胞减少，此对应的是中医的卫阳不足，通过艾灸气海、关元、足三里等穴位升高白细胞。另一个原因是贫血（即红细胞、血红蛋白减少），对应中医的营气虚，通过中西医补血后疲劳也能迅速缓解，艾灸膏肓、膈俞、脾俞、肾俞、命门等穴也能迅速升红细胞。

其次是不通：主要是表皮的不通，也就是中医营卫不和，如患者血象正常，就应该考虑是营卫不和了。营卫不和是因为放化疗及其他治疗后毒素在体内蓄积，不能排泄出去，淤积在体表皮肤，引起体表营卫不和，肌肤失去濡养，产生疲乏的症状。治疗营卫不和就是解肌发汗，濈然汗出则营卫和畅。可口服感冒清热冲剂、针刺环跳穴。感冒清热冲剂既解表又清热，让患者一次口服两袋，微微出汗即可。环跳穴是足少阳经和足太阳经交汇的穴位，疏解少阳与发汗解表；柴胡桂枝汤作用类似环跳穴，也能治疗疲乏。

（姜欣整理）

第三十八章　术口不愈合、化疗药物外渗皮肤溃疡诊治要点

术口不愈合、化疗药物外渗都是肿瘤科常见的问题。影响皮肤溃疡和术口不愈合因素有：①溃疡大小，溃疡越大越不容易愈合。②溃疡局部是否存在肿瘤，存在肿瘤的比较难愈合，即使愈合也会因为肿瘤生长再次破溃。③局部放疗过或化疗药物外渗的溃疡不容易愈合。④要注意溃疡周边颜色，淡红新鲜者容易愈合，晦暗无泽者难以愈合。⑤注意疮口有无脓液，有脓液、潮湿、腐烂的难以愈合，这多伴随着微生物感染。⑥瘘道较深、隐蔽者很难治愈。这六点因素对判断病情轻重、处方用药以及预后有很重要的意义。

一、西医治疗要点

目前西医学对术口不愈合、化疗药物外渗尚无良策。

二、中医思辨要点

1. 中药口服

术口不愈合多为局部气血不足为主，兼有血瘀、湿热，选用当归补血汤合四妙勇安汤加减，药用金银花、玄参、当归、甘草、黄芪、白及、党参、皂角刺、炮甲珠等，取其益气养血，化瘀清热的功效，多可见效。赵绍琴前辈用黄芪桂枝五物汤治疗术口不愈合，其思辨远超其他人认识，黄芪桂枝五物汤以桂枝汤为主，桂枝汤健脾胃充肌肉、尚能解表，将气血充养到皮肤溃疡部位，结合黄芪100g治疗术口不愈合与溃疡效果明显。

若有不效、溃疡久久不愈合者，可加用张锡纯的活络效灵丹中的乳香、没药，促进局部血液循环，加速溃疡愈合。

2. 中医外治

（1）针灸：要注意保持溃疡疮面清洁干燥，可在溃疡周围毫针或者火针围刺，以增强其局部气血的汇聚、运行，并在局部做艾灸，可明显促进术口愈合。艾灸有两个作用：①增加局部血液循环；②祛湿防感染。总之，治疗皮肤

溃疡要保证局部气血充足、运行通畅，达到“托补”的作用，效果才会理想。

（2）化疗药物外渗皮肤溃疡的中药外治：化疗药物外渗溃疡可用生黄芪60g，大黄60g，白及60g，紫草60g，当归60g，植物油浸泡，加热10分钟后，去渣留油，外涂溃疡处，效果满意。该方源自中日友好医院李佩文教授。

3. 生活调理

（1）溃疡者或术口不愈合者应少食咸或忌咸，中国有句谚语“伤口上撒盐”就是这样的道理，中医学认为“咸伤血”，咸可浓缩血液造成血瘀，不利于刀口愈合；

（2）应当少食甜食，因为甜食容易产生湿邪，是细菌病毒生长的培养基，不利于术口愈合。

（姜欣整理）

第三十九章　失眠诊治要点

《中国成人失眠诊断与治疗指南》制定了中国成年人失眠的诊断标准：①失眠表现：入睡困难，入睡时间超过30分钟；②睡眠质量：睡眠质量下降，睡眠维持障碍，整夜觉醒次数≥2次、早醒、睡眠质量下降；③总睡眠时间：总睡眠时间减少，通常少于6小时。

睡眠相关的日间功能损害包括：①疲劳或全身不适。②注意力、注意维持能力或记忆力减退。③学习、工作和（或）社交能力下降。④情绪波动或易激惹。⑤日间思睡。⑥兴趣、精力减退。⑦工作或驾驶过程中错误倾向增加。⑧紧张、头痛、头晕，或与睡眠缺失有关的其他躯体症状。⑨对睡眠过度关注。

失眠是肿瘤患者常见症状，也是肿瘤常见诱因之一。肿瘤患者多见失眠，但很少有以失眠就诊的。失眠伴随症状可以作为肿瘤患者辨证依据，也可据失眠伴随症状辨证施药改善睡眠。中医药治疗睡眠有较多且效果好的手段。

一、西医治疗要点

一般的治疗推荐：地西泮、艾司唑仑、佐匹克隆（eszopiclone），可加三环类抗抑郁药物。容易出现成瘾性和对药物的依赖性。

经颅磁刺激是目前一种新型的治疗失眠的非药物方案。

二、中医思辨要点

谈中医治疗之前，要关注睡眠辨证的几个要点，如难以入睡（阳不入阴）、睡中易醒（夜半必醒、天亮前易醒）、睡眠深浅、失眠新久、有无多梦、梦中表现、坐着易睡躺而易醒、眠少精神抑或无精打采等，这些都是辨证要素。先贤治疗失眠方药众多，无辨证要点，令后学难以适从，临床效多不显。

1. 中药治疗

（1）中药口服

简单的短期睡眠不佳，可在汤药中加蝉衣10g，首乌藤30g；梦多加当归30g，炒白芍30g，炒枣仁40g；睡眠浅者多为痰湿内扰，加用半夏20g，石菖蒲 10g 等；睡眠少但精神佳，乃心肾不交，加黄连阿胶汤；睡中易醒，加珍珠母 30g；失眠多年或多药不应者加交泰丸，熟地黄用至 120 ～ 200g，肉桂 10g。夜间子时必醒、过时睡眠正常者，此乃乌梅丸证。

（2）肿瘤患者失眠效验方

教材力推酸枣仁汤治疗失眠，效者甚少。张锡纯的安魂汤切中肿瘤患者心血不足、痰热内扰、焦虑失眠的核心病机，可谓神效，屡试不爽。其效远较酸枣仁汤显著。安魂汤对改善中高考学生睡眠质量、提高成绩效果也显著。

（3）中药泡脚

患者煎煮后的药渣趁热泡脚，将头部气血引而下行，可有效改善睡眠。

2. 非药物疗法

（1）李少波真气运行法的胎息训练。

（2）方氏头皮针根据辨证施针。

（3）常用穴位是神门、委阳穴下 2 寸等。

（4）坐着易睡躺而易醒，往往是阳气不足无以充养阳窍，故而坐着能睡，卧而易醒，可艾灸中脘、关元穴，每日 1 次，每次半小时以上。

非药物疗法起效快、操作简单。

（黄金昶整理）

第四十章　如何提高肿瘤患者基础体温

恶性肿瘤导致患者体温升高，称为癌性发热，使很多患者饱受折磨，岂不知基础体温偏低对人体的健康也会有影响。大量研究发现基础体温与健康密切相关，对人体有着重要的影响。

基础体温与人体基础代谢率相关，体温每上升1℃，基础代谢会提高13%，因此，偏高的体温会提高基础代谢率，机体的新陈代谢提高，能提供充足的能量，排出废弃物；基础体温的升降与机体免疫力呈正相关。体温每下降1℃，机体免疫力就下降30%以上，而每升高1℃，免疫力则提高5～6倍。而免疫系统在对抗肿瘤的战斗中起着至关重要的作用，恶性肿瘤的发生、发展等都与机体的免疫状态有密切关系。

医学专家在长期对众多癌症病例的观察中，发现一个规律性的现象：癌症患者的基础体温大多只在35.5℃左右，甚至有不足34℃者，而正常人群应当在36.8℃左右。从人体肿瘤的患病率也可以看出，心脏基本不会得癌的，因为心肌总是处于活动之中，心脏的温度很高，从中医来说心在五行中属火，所以不易患癌。

对于肿瘤患者来说，维持较高的基础体温，可提高免疫力，有益于疾病的恢复。那怎样来提高人体的基础体温呢？

人体体温调节是一个复杂的过程，是在神经－体液调节机制下，温度感受器、体温调节中枢及其他组织器官共同作用，使机体产热量和散热量保持动态的平衡。其中摄取的食物中的三大能量物质——糖、脂肪和蛋白质所含有的热量通过细胞内线粒体的三羧酸循环而酸化，并产生热量。这就是产热的过程。而散热除随排尿和排遗散失约5%外，大多数是由皮肤经传导、对流、辐射和蒸发而散失的。人体通过调整机体的产热和散热过程，使体温保持在相对恒定的水平。

中医学认为人体体温产生于阳气的温煦作用，阳气的来源有三：①禀受于父母的先天之精。②来源于后天五谷精气。③来自自然界的清气。故与肾、脾、肺三脏密切相关。中医学认为肾为先天之本，储藏元阴、元阳，为生命活动的根本；脾为后天之本，五谷精气的摄入、吸收均源于此；肺可吸入自然界的清气，三脏在体温的维持中具有重要作用。多数医家认为其中肾脏在体温的维持和调节中占有最重要地位，因为肾中储藏着元阳，是人体生长发育之本，是脏腑机能活动之本，如果体温偏低，大多从温肾阳治疗入手，但是肿瘤患者病机复杂，寒热虚实错杂，温补肾阳往往很难达到增高基础体温的目的，有时还会出现阳热过盛的一系列副作用。

那么，对于肿瘤患者，我们该从何处入手来调节基础体温，既能达到目的，又不产生副作用呢？

我们认为肺脏在体温的调节中具有举足轻重的作用，欲升高基础体温，需重视对肺脏的调节。

1. 肺全程参与气的生成，维持人体体温。

《素问·六节藏象论》曰："肺者，气之本。"《素问·五脏生成》曰："诸气者，皆属于肺。"诸气者，一方面指呼吸进入体内的自然清气、脾胃化生的五谷精气及先天之精气，另一方面是指宗气、营气、卫气和真元之气，肺脏是以上诸气的根本。其中宗气是由吸入之清气与水谷之气相合而成，宗气生成后，又对营气、卫气的生成起着重要的作用。《灵枢·营卫生会》云："人受气于谷，谷入于胃，以传于肺，五脏六腑，皆以受气，其清者为营，浊者为卫。"这是对营卫之气生成过程的最好说明。营气，由宗气之"精清"经进一步运衍化合所生，其性质精纯柔和，在肺通调宣散之功的作用下，与动脉血相融汇，朝向百脉流注全身，成为营血的组成部分，是新鲜血液的化生资源，如《灵枢·邪客》所说："营气者，泌其津液，注之于脉，化以为血，以荣四末，内注五脏六腑。"卫气，水谷精微的重浊部分，在"轻清""上传于肺"的同时，由胃及小肠直接泌入三焦通道之中，与由肺泌降而来的衍生营气所剩的"精浊"相交汇。《灵枢·邪客》曰："宗气留于海，其下者，注于气街。"可见真元之气也受到了宗气的补充。

故肺为气之本，肺有化生人体宗气、营卫之气、清阳之气的功能，在体温的维持中发挥着重要作用。

2. 肺可调控气的运行，调节体温高与低。

《素问·六微旨大论》说："升降出入，无器不有。""故非出入，则无以生长壮老已；非升降，则无以生长化收藏。"归纳来说，气时刻进行着升降出入的运动。肺具有宣发与肃降的作用，肺气宣发指肺气宣通、发散，具有向外宣泄及向上布散的功能，肺气肃降指肺气清肃、下降，具有向内收敛、向下通降的功能。肺气的宣发和肃降，表现在出入方面，就是呼出浊气与吸入清气，通过肺气向上向外的宣发，将体内产生的浊气呼出体外。通过肺气向下、向内的肃降，自然界中的清气才能吸入于肺，肺气宣降相合，才能保证呼吸运动的正常运行。肺脏宣发肃降表现在升降方面，就是将清气生发布散到肌表头面与内敛助肾之纳气。故肺气宣发与肃降，通过有节律的呼吸运动，对全身气机的升降出入起着重要的调节作用，其中又着重对表里气机的调控。

（1）《素问·痿论》曰："肺主身之皮毛""皮毛者，肺之合也。"《素问·五脏生成》曰："肺之合皮毛，其荣毛也。"肺在体合皮，其华在毛是指肺与皮毛的相互为用关系。皮肤、汗腺、毫毛等组织依赖于卫气和津液的温煦和濡养，具有防御外邪、调节津液代谢、调节体温和辅助呼吸的作用。《灵枢·本藏》云："卫气者，所以温分肉、充皮肤、肥腠理、司开阖。"卫气发挥其温分肉、充皮肤、肥腠理、司开合的作用，依赖于肺的宣发功能。

（2）《灵枢·本输》云："肺合大肠，大肠者，传道之腑。"明确了肺与大肠的脏腑关系。《灵枢·经脉》从经络的角度对肺脏和大肠的关系进行了描述："肺手太阴之脉，起于中焦，下络大肠，还循胃口……大肠手阳明之脉……络肺，下膈属大肠。"肺与大肠通过经脉间的相互络属，构成脏腑表里关系，《明医指掌》中讲：大肠为肺之腑，肺主清化，脾土受病则不能生金，而肺失清化之令，脏不受病 而病其腑，故大肠受之"，二者在生理病理上关系密切。因肺朝百脉，居高临下，主一身之气，调动全身气机的宣发肃降，而大肠主人体传导糟粕，其功能的运行必须依赖肺气与脾气融合布散带来的水谷津液营养，与此同时，肺气之肃降顺达最后才能完成人体糟粕的正常排泄。

故肺参与调控全身气机的运动，尤其是通过对体表皮肤、体内肠道的气机的调控，调节体温的高低。当人体皮毛及内脏感受到寒冷或炎热的刺激时，通过肺的宣发、肃降，调控表里之气的运行，使皮毛及内脏进行相应的气机运动，产生散热或产热来调控体温。

我们通过中药对肺气的调整来升高患者基础体温，增强免疫力，提高其自身抗肿瘤的能力，从而对肿瘤的控制取得更好的效果，门诊不乏有这样的病例。

（张巧丽整理）

附　录

一、方剂注解

A

【安宫牛黄丸】

1. 出处及原文：《温病条辨》

太阴温病，不可发汗，发汗而汗不出者，必发斑疹，汗出过多者，必神昏谵语。……神昏谵语者，清宫汤主之，牛黄丸、紫雪丹、局方至宝丹亦主之。

牛黄（一两）　郁金（一两）　犀角（一两）　黄连（一两）　朱砂（一两）　梅片（二钱五分）　麝香（二钱五分）　珍珠（五钱）　山栀（一两）　雄黄（一两）　黄芩（一两）　金箔衣

2. 用法用量

上为极细末，炼老蜜为丸，每丸一钱（3g），金箔为衣，蜡护。脉虚者人参汤下，脉实者银花、薄荷汤下，每服一丸。大人病重体实者，日再服，甚至日三服；小儿服半丸，不知，再服半丸。（现代用法：口服，一次 1 丸。小儿 3 岁以内，一次 1/4 丸；4 ～ 6 岁，一次 1/2 丸。每日 1 ～ 3 次。昏迷不能口服者，可鼻饲给药）

3. 功用

清热解毒，豁痰开窍。主治：邪热内陷心包证。高热烦躁，神昏谵语，或舌謇肢厥，舌红或绛，脉数。亦治中风昏迷，小儿惊厥，属邪热内闭者。

4. 加减应用

用《温病条辨》清宫汤煎汤（玄参心、莲子心、竹叶卷心、连翘心、犀角、连心麦冬）送服本方，可增强清心解毒之力；若邪陷心包，兼有腑实，见大便秘结，饮不解渴者，可以本方 2 粒化开，调大黄末 9g 内服，可先服一半，不效再服。

5. 临床发挥

主要用于乙型脑炎、流行性脑脊髓膜炎、中毒性痢疾、尿毒症、脑血管意外、肝昏迷、小儿高热惊厥高热神昏等证属热闭心包者。我们常用于肿瘤患者高热脉实，可见于感染性高热、中枢性发热，或不明原因高热。

6. 应用指征

本方为凉开法的代表方，也是治疗热陷心包的常用方。临床当以神昏谵语，高热烦躁，舌红而绛，脉数有力为适用依据。中病即止，不宜过服、久服；寒闭证及脱证禁用；孕妇慎用。

B

【半夏泻心汤】

1. 出处及原文:《伤寒论》

伤寒五六日，呕而发热者，柴胡汤证具，而以他药下之，柴胡证仍在者，复与柴胡汤。……但满而不痛者，此为痞，柴胡不中与之，宜半夏泻心汤。

半夏（洗，半升） 黄芩、干姜、人参、甘草（炙，各三两） 黄连（一两） 大枣（擘，十二枚）

2. 用法用量

上七味，以水一斗，煮取六升，去滓；再煎取三升，温服一升，日三服。（现代用法：水煎服）

3. 功用

辛开苦降，散结除痞。主治：寒热互结之痞证。心下痞，但满而不痛，或呕吐，肠鸣下利，舌苔腻而微黄。

4. 加减应用

热多寒少以芩、连为主，或加栀子、蒲公英清热泻火；寒多热少重用干姜；中气不虚，舌苔白腻者，去人参、大枣，加厚朴、苍术以行气燥湿；气机结滞较甚，痞满不除，加枳实、生姜以开结散滞；兼有食积，加神曲、焦槟榔以消食化积；脘胀腹痛，加延胡索、川楝子行气活血止痛。

5. 临床发挥

多用于急慢性胃炎、胃及十二指肠溃疡、慢性肠炎、神经性呕吐、肠易激综合征、慢性肝炎、慢性胆囊炎、妊娠恶阻、口腔溃疡、幽门螺杆菌阳性等证属寒热错杂，肠胃不和者。其为我们用于治疗胃肠道肿瘤的基本方。

6. 应用指征

本方为治疗中气虚弱、寒热互结、升降失常之基础方，又是寒热平调、辛开苦降、散结除痞之代表方。以心下痞满，呕吐泄利，苔腻微黄为辨证要点。

【补中益气汤】

1. 出处及原文:《脾胃论》

黄芪（病甚、劳役热者，一钱） **甘草**（炙，五分） **人参**（去芦，三分） **当归**（酒焙干或晒干，二分） **橘皮**（不去白，二分或三分） **升麻**（二分或三分） **柴胡**（二分或三分） **白术**（三分）

2. 用法用量

上㕮咀，都作一服，水二盏，煎至一盏，去滓，食远，稍热服。（现代用法：水煎服。或作丸剂，每服 10 ～ 15g，日 2 ～ 3 次，温开水或姜汤下）

3. 功用

补中益气，升阳举陷。主治：①脾胃气虚证：饮食减少，体倦肢软，少气懒言，面色萎黄，大便稀薄，脉虚软。②气虚下陷证：脱肛，子宫脱垂，久泻，久痢，崩漏等，伴气短乏力，舌淡，脉虚。③气虚发热证：身热自汗，渴喜热饮，气短乏力，舌淡，脉虚大无力。

4. 加减应用

兼头痛，加蔓荆子、川芎以助升阳止痛之力；兼腹痛，加白芍以缓急止痛；兼气滞腹胀，加枳壳、木香、砂仁等以行气消痞；久泻不愈，加莲子肉、诃子、肉豆蔻等以涩肠止泻；烦热较甚，加黄柏、生地黄等以泻下焦阴火。

5. 临床发挥

常用于治疗肌弛缓性疾病，如子宫脱垂、胃肝脾肾等内脏下垂、胃黏膜脱垂、脱肛、疝气、膀胱肌麻痹、重症肌无力等；还用于原因不明的低热、慢性结肠炎、乳糜尿、功能失调性子宫出血、习惯性流产、慢性肝炎、原发性低血压等证属中气不足，清阳不升者。我们常用于治疗肿瘤患者气虚低热。

6. 应用指征

本方体现“甘温除热”法，为治疗气虚发热证及脾虚气陷证之代表方。以中气虚弱或清阳下陷，或慢性发热，症见少气乏力、面色晄白、食少腹胀、舌淡、脉虚软无力或双尺略浮而无力为辨证要点。本方所治之气虚发热，乃由中气既虚，清阳下陷，郁遏不运，阴火上乘所为。故其热有病程较长或发有休时、手心热甚于手背等特点，且必兼见中气不足之症。

C

【柴苓汤】

1. 出处与原文:《丹溪心法附余》

柴胡（一钱六分） 半夏（汤泡七次，七分） 黄芩、人参、甘草（各六分） 白术、猪苓、茯苓（各七分半） 泽泻（一钱二分半） 桂（五分）

2. 用法用量

水二盏（300mL），生姜三片，煎至一盏（150mL），温服。

3. 功用

分利阴阳，和解表里。主治：伤寒，温热病，伤暑，疟疾，痢疾等，邪在半表半里，症见发热，或寒热往来，或泻泄，小便不利者。

4. 临床发挥

常应用于干燥综合征，肿瘤化疗后的不良反应，白血病，肝硬化腹水，慢性肝炎，夏天的胃肠型感冒，胃肠炎，溃疡性结肠炎，系统性红斑狼疮等疾病的治疗。我们喜用其治疗单侧下肢水肿，效果也佳。

5. 应用指征

应用柴苓汤当具备有小柴胡证（恶心、口苦咽干、胸闷、食欲不振、疲劳乏力等）和五苓散证（水样便、口渴、浮肿、舌体胖大边见齿痕等）。

【赤石脂禹余粮丸】

1. 出处与原文:《重订严氏济生方》

禹余粮石（煅） 赤石脂（煅） 龙骨 荜茇 诃子（面裹煨） 干姜（炮） 肉豆蔻（面裹煨） 附子（炮）各等份

2. 用法用量

上为细末。醋糊为丸，如梧桐子大。每服 70 丸，空腹时用米饮送下。

3. 功用

温胃散寒，涩肠止泻。主治：肠胃虚寒，滑泄不禁。

4. 加减应用

若便血夹杂黏液白冻，加阿胶、干姜、黄芩；气虚，加黄芪、党参、白术；虚寒性月经过多和便血，加补骨脂、炒乌梅；肾阳虚见腰膝酸软，形寒肢冷者，加补骨脂、吴茱萸、肉豆蔻。

5. 临床发挥

现代常用于治疗慢性结肠炎、慢性肠炎；还可以用于治疗阴道炎、宫颈炎、功能性子宫出血等病症。

6. 应用指征

本方以久泻伴面色萎黄、舌淡脉虚无力为辨证要点。我们多用于肿瘤患者顽固性腹泻，然今之赤石脂非前之赤石脂，既无赤色也无油脂！湿热泻痢者，禁用本方。

【柴胡达原饮】

1. 出处与原文:《重订通俗伤寒论》

柴胡（一钱半） 生枳壳（一钱半） 川朴（一钱半） 青皮（一钱半） 炙草（七分） 黄芩（一钱半） 苦桔梗（一钱） 草果（六分） 槟榔（二钱） 荷叶梗（五寸）

2. 用法用量

水煎服。

3. 功用

透达膜原，行气化浊。主治：膜原痰湿夹热证。胸膈痞满，心烦懊侬，头眩，咳痰不爽，间日发疟，口腻，舌苔厚如积粉，扪之糙涩，脉滑或弦。

4. 加减应用

表邪未去者重用柴胡，另加藿香、连翘；咽干、舌红热象重者加生地黄、生石膏；病久邪伏阴分者加青蒿、地骨皮；湿重苔厚腻者加苍术；寒热往来如疟者加常山；大便干结者加生大黄；便溏泻者加扁豆、薏苡仁；小便热赤者加滑石。

5. 临床发挥

常用于疟疾、流感及不明原因的发热而症见寒热往来、胸膈痞满、苔白粗如积粉、脉弦滑等。肿瘤患者见湿热内阻兼气郁者皆可使用。

6. 应用指征

本方是治疗邪伏膜原、湿遏热伏而湿重于热的常用方剂，以胸膈痞满，咳痰不爽，心烦，苔厚腻，脉滑为辨证要点。我们临证不必拘泥于温病条文，临证见双关后滑，尤其右关后滑，厌油腻者皆可使用。

【柴胡桂枝汤】

1. 出处与原文:《伤寒论》

伤寒六七日，发热微恶寒，支节烦疼，微呕，心下支结，外证未去者，柴胡加桂枝汤主之。

桂枝（一两半） 芍药（一两半） 黄芩（一两半） 人参（一两半） 甘草（一两，炙） 半夏（二合半，洗） 大枣（六枚，擘） 生姜（一两半，切） 柴胡（四两）

2. 用法用量

上九味，以水七升，煮取三升，去滓，温服一升。（现代用法：水煎二次温服）

3. 功用

和解少阳，调和营卫。主治：少阳太阳合病，或少阳病，外感风寒，发热自汗，微恶寒，或寒热往来，鼻鸣干呕，头痛项强，胸胁痛满，脉弦或浮大。

4. 加减应用

如见胸中烦而不呕，去半夏、人参，加栝楼根；腹中痛，去黄芩，加芍药；胁下痞硬，去大枣，加牡蛎；心下悸，小便不利，去黄芩，加茯苓；不渴，外有微热，去人参，加肉桂；咳者，去人参、大枣、生姜，加五味子、干姜。妇人热入血室、热伤阴血，加生地黄、牡丹皮；瘀血内结，少腹满痛，去人参、甘草、大枣，加延胡索、归尾、桃仁；兼寒者，加肉桂；气滞者，加香附、郁金。

5. 临床发挥

常用治太少同感、发热、咳嗽、喘证、胁痛、胃脘痛、呕吐、痹症、水肿等病症。刘渡舟教授善用其治疗气窜痛。我们善用其治疗肿瘤患者癌因性疲劳。

D

【大承气汤】

1. 出处及原文:《伤寒论》

阳明病脉迟，虽汗出、不恶寒者，其身必重，短气，腹满而喘。有潮热者，此外欲解，可攻里也。手足濈然汗出者，此大便已硬也，大承气汤主之。

大黄（四两，酒洗） 厚朴（二两，炙，去皮） 枳实（五枚，炙） 芒硝（三合）

2. 用法用量

上四味，以水一斗，先煮二物，取五升，去滓，内大黄，更煮取二升，去滓，内芒硝，更上微火一两沸，分温再服。得下，余勿服。（现代用法：水煎，大黄后下，芒硝溶服）

3. 功用

峻下热结。主治：①阳明腑实证。大便不通，频转矢气，腹满而痛、按之硬，或脘痞，日晡所发潮热，手足濈然汗出，或谵语；舌苔黄燥起刺，或焦黑燥裂，脉沉实。②热结旁流证。下利清水，色纯青，其气臭秽，脐腹疼痛，按之坚硬有块，口舌干燥，脉滑实。

4. 加减应用

原方厚朴用量倍于大黄，后世医家亦有用大黄重于厚朴者。一般可根据病机中痞满气滞与燥屎坚结之多寡，调整厚朴、枳实与大黄、芒硝的用量。兼气虚者加人参补气，以防泻下气脱；阴伤较重者加玄参、麦冬、生地黄等，以滋阴润燥。

5. 临床发挥

多用于急性单纯性肠梗阻、粘连性肠梗阻早期、蛔虫性肠梗阻、胆囊炎、急性胰腺炎、急性阑尾炎、幽门梗阻、急性菌痢、胃石症，以及某些热性病过程中出现高热昏谵、惊厥发狂、便秘及苔黄脉实者。我们治疗恶性肿瘤不完全性肠梗阻时多采用灌肠方法。

6. 应用指征

本方是寒下法的代表方，也是治疗热结里实证的基础方。后世用“痞、满、燥、实”四字来概括其适应证，临证须脉证合参，尤以舌苔老黄，甚则黑有芒刺，脉体沉实为用方要点。

【大陷胸汤】

1. 出处与原文:《伤寒论》

太阳病，脉浮而动数，浮则为风，数则为热，动则为痛，数则为虚，头痛发热，微盗汗出而反恶寒者，表未解也。医反下之，动数变迟，膈内剧痛，胃中空虚，客气动膈，短气躁烦，心中懊侬，阳气内陷，心下因硬，则为结胸，大陷胸汤主之。

大黄（六两，去皮） 芒硝（一升） 甘遂（一钱）

2. 用法用量

上三味，以水六升，先煮大黄，取二升，去滓，内芒硝，煮一两沸，内甘遂末，温服一升，得快利，止后服。

3. 功用

泻热逐水。主治：水热互结之结胸证。心下疼痛，拒按，按之硬，或从心下至少腹硬满疼痛，手不可近。伴见短气烦躁，大便秘结，舌上燥而渴，日晡小有潮热，舌红，苔黄腻或兼水滑，脉沉紧或沉迟有力。

4. 加减应用

若胸痛者，加柴胡、枳实，以行气下气；若大便干者，加牵牛子、番泻叶，以通下燥结；若水气明显者，加泽泻、瞿麦，以泻湿利饮；若短气者，加薤白、苏梗，以理气宽胸。

5. 临床发挥

本方可以治疗渗出性胸膜炎或腹膜炎、肝硬化腹水、肾小球肾炎、肠梗阻、急性胃炎等病症。我们多用于腹膜间皮瘤、不完全性肠梗阻等。

6. 应用指征

本方用于水热互结之结胸证，临床应用以心下疼痛，拒按，大便秘结，舌上燥而渴，苔黄，脉沉而有力为辨证要点。凡素体虚弱，或病后不任攻伐者，禁用此方。

【黛蛤散】

1. 出处与原文:《医说》

海蛤粉炒令通红，青黛少许。约为 9∶1 比例配比。

2. 用法用量

用淡齑水，滴麻油数点调服。（现代用法：以上二味，粉碎成细粉，过筛，混匀，即得。每日 1 次，一次 6g，布包水煎服，或温水调服，或随处方入煎剂）

3. 功用

清肝泻肺，化痰止咳。主治：肝火犯肺之咳嗽。咳痰带血，心烦易怒，眩晕耳鸣，舌红苔黄，脉数。或咳嗽日久，面鼻发红；或血虚受热，咳嗽声嘶。

4. 加减应用

若痰少难咯，舌红少苔，加沙参、麦冬以清肺养阴；若咳血量较多，加侧柏叶、白茅根以凉血止血；若咳嗽痰多，加杏仁、贝母、胆星以清肺化痰；若见大便秘结，加瓜蒌仁以润肠通便。

5. 临床发挥

常用于支气管扩张、气管炎、百日咳、肺结核等属肝火犯肺者或咳嗽剧烈者。我们常用于肿物在气管壁刺激性干咳者。

6. 应用指征

本方为治肝火犯肺咳嗽之良方。临床应用以咳痰带血，烦躁易怒，舌红，脉数为用方要点或剧烈刺激性咳嗽。本方药性寒凉，脾虚便溏及肺肾阴虚者慎用，寒证忌服。

【大柴胡汤】

1. 出处与原文:《金匮要略》

按之心下满痛者，此为实也，当下之，宜大柴胡汤。

柴胡（半斤） 黄芩（三两） 芍药（三两） 半夏（半升，洗） 枳实（四枚，炙） 大黄（二两） 大枣（十二枚，擘） 生姜（五两，切）

2. 用法用量

上八味，以水一斗二升，煮取六升，去渣再煎。温服一升，日三服（现代

用法：水煎服）。

3. 功用

和解少阳，内泻热结。主治：少阳阳明合病。往来寒热，胸胁苦满，呕不止，郁郁微烦，心下满痛或心下痞硬，大便秘结，舌苔黄，脉弦数有力。

4. 加减应用

根据少阳证与阳明热结证的轻重，调整方中柴胡、黄芩与大黄、枳实的用量比例。如胁脘痛剧，加川楝子、延胡索、郁金等以行气止痛；恶心呕吐剧烈，加姜竹茹、黄连、旋覆花等以降逆止呕；伴黄疸，加茵陈、栀子以清热利湿退黄；胆结石，加金钱草、海金沙以清热利湿排石。

5. 临床发挥

多用于胆系急性感染，如胆石症、胆道蛔虫病、急性胰腺炎、胃及十二指肠溃疡等急腹症，还可用于肝炎、急性扁桃体炎、腮腺炎、小儿高热等多种疾病。我们用于消化系统肿瘤便秘脉实者，或者疼痛为主症兼有便秘者。

6. 应用指征

本方为主治少阳不解，阳明热结的要方。临床当以往来寒热，胸胁或心下满痛，呕吐，便秘，苔黄，脉弦数为使用依据。

E

【二陈汤】

1. 出处及原文:《太平惠民和剂局方》

治痰饮为患，或呕吐恶心，或头眩心悸，或中脘不快，或发为寒热，或因食生冷，脾胃不和。

半夏（汤洗七次，五两） 橘红（五两） 白茯苓（三两） 甘草（炙，一两半）

2. 用法用量

为末，每服四钱，用水一盏，生姜七片，乌梅一个，同煎至六分，去滓热服，不拘时候（现代用法：加生姜 3g，乌梅 1 个，水煎服）。

3. 功用

燥湿化痰，理气和中。主治：湿痰证。咳嗽痰多，色白易咯，胸膈痞闷，恶心呕吐，肢体困倦，不欲饮食，或头眩心悸，舌苔白腻，脉滑。

4. 加减应用

咳嗽痰多而兼恶风发热，加苏叶、前胡、荆芥；肺热而痰黄黏稠，加胆南星、鱼腥草、瓜蒌；肺寒而痰白清稀，加干姜、细辛、五味子；风痰上扰而头晕目眩，加制白附子、天麻、僵蚕。

5. 临床发挥

多用于慢性支气管炎、肺气肿、慢性胃炎、神经性呕吐、美尼尔综合征等。

6. 应用指征

本方为湿痰证而设，为燥湿化痰的基础方。临床以咳嗽，痰多色白易咯，呕恶，舌苔白腻，脉滑为使用依据。

F

【封髓丹】

1. 出处与原文:《御药院方》

黄柏（三两） 缩砂仁（一两半） 甘草（二两）

2. 用法用量

上药捣罗为细末，水煮面糊稀和丸如桐子大，每服五十丸，用苁蓉半两，切作片子，酒一大盏，浸一宿，次日煎三四沸，滤去滓，送下，空心食前服。

3. 功用

降心火，益肾水。主治：肾阴不足，相火妄动，夜梦遗精、牙痛、失眠、焦虑、口臭、口腔溃疡、口腔炎、鼻塞等。

4. 加减应用

加天冬、熟地黄、党参，称三才封髓丹，治疗老年人气阴两虚，虚火所致诸症。加补骨脂、肉桂、细辛，名纳气封髓丹。加党参、龟板、怀牛膝、杜仲、泽泻、丹参，名潜阳封髓丹，治疗肾虚不固，风火相煽的高血压、脑动脉硬化症等。

5. 临床发挥

我们经常用于治疗头颈部肿瘤放疗引起的咽喉肿痛、口干、牙龈酸痛、口腔溃疡等。

【复元活血汤】

1. 出处及原文:《医学发明》

治从高坠下，恶血留于胁下，及疼痛不可忍者。

柴胡（半两） 瓜蒌根、当归（各三钱） 红花、甘草、穿山甲（炮，各

二钱） 大黄（酒浸，一两） 桃仁（酒浸，去皮尖，研如泥，五十个）

2. 用法用量

除桃仁外，剉如麻豆大，每服一两（30g），水一盏半，酒半盏，同煎至七分，去滓，大温服之，食前。以利为度，得利痛减，不尽服。（现代用法：水 3/4，黄酒 1/4 同煎，饭前温服）

3. 功用

活血祛瘀，疏肝通络。主治：跌打损伤，胁下瘀血证。胁肋瘀肿，痛不可忍。

4. 加减应用

若气滞肿甚，加青皮、苏木、香附以助行气消肿止痛；瘀痛重，配服三七粉，或云南白药，或七厘散，或百宝丹同用，或酌加乳香、没药以助化瘀止痛；瘀阻化热，大便干结，可加芒硝以通便泻热；热扰心神，夜寝不安，可加夜交藤、丹参以宁心安神。

5. 临床发挥

主要用于胸胁软组织挫伤、肋软骨炎、肋间神经痛、乳腺增生、肋骨骨折等证属瘀血停滞者。我们用于胸膜肿瘤疼痛患者。

6. 应用指征

本方适用于跌打损伤、瘀留胁下之症。临证以胁肋瘀肿、疼痛较甚为使用依据。

【附子汤】

1. 出处与原文:《伤寒论》

少阴病，得之一二日，口中和，其背恶寒者，当灸之，附子汤主之。

少阴病，身体痛，手足寒，骨节痛，脉沉者，附子汤主之。

附子（二枚，炮，破八片，去皮） 茯苓（三两） 人参（二两） 白术（四两） 芍药（三两）

2. 用法用量

上五味，以水八升，煮取三升，去滓，温服一升，日三服。

3. 功用

温经助阳，祛寒除湿。主治：阳虚寒湿证。身体骨节疼痛，恶寒肢冷，苔白滑，脉沉微。

4. 加减应用：

本方加秦艽、羌活、独活等，可用治风湿性关节炎属寒湿者。

5. 临床发挥

常用本方加减治疗风湿性关节炎、类风湿关节炎之关节痛等属阳虚寒盛类疾病；亦可用于慢性心功能不全、慢性肾炎、肝炎、慢性肠炎、盆腔炎、带下病、月经后期及某些功能减退引起的脏器下垂（胃下垂、子宫脱垂）等属脾肾阳虚、寒湿内阻类疾病。我们用于肿瘤患者寒湿疼痛。

6. 应用指征

本方是治疗阳虚寒湿内侵证的常用方，主要以背恶寒、手足冷、身体痛、骨节痛为辨证要点。

【风引汤】

1. 出处与原文：《金匮要略》

大人风引，少小惊痫瘛疭，日数十发，医所不能治者，此汤主之。

大黄、干姜、龙骨（各四两） 桂枝（三两） 甘草、牡蛎（各二两） 寒水石、滑石、赤石脂、白石脂、紫石英、石膏（各六两）

2. 用法用量

上十二味，杵末粗筛，以韦囊盛之。每服 6 ～ 9g，用井花水 300mL，煮三沸，温服 100mL。

3. 功用

清热息风，镇惊安神。主治：癫痫、风瘫。突然仆卧倒地，筋脉拘急，两目上视，喉中痰鸣，神志不清，舌红苔黄腻，脉滑者。

4. 临床发挥

现代临床多用于高血压、脑血管病、癫痫等证见肝阳化火，风火上扰者。我们用于原发或继发脑肿瘤疼痛或脑水肿患者。

5. 应用指征

我们应用指征为双寸脉浮滑、尺脉弱。

G

【甘草泻心汤】

1. 出处与原文:《伤寒论》

伤寒中风，医反下之，其人下利，日数十行，谷不化，腹中雷鸣，心下痞硬而满，干呕心烦不得安。医见心下痞，谓病不尽，复下之，其痞益甚，此非结热，但以胃中虚，客气上逆，故使硬也，甘草泻心汤主之。

甘草（四两） 黄芩（三两） 干姜（三两） 半夏（半升，洗） 黄连（一两） 大枣（十二枚，擘）

2. 用法用量

上六味，以水一斗，煮取六升，去滓，再煎取三升，温服一升，日三服。

3. 功用

益气和胃，消痞止呕。主治：胃气虚弱之痞证。腹中雷鸣，下利日数十行，水谷不化，心下痞硬而满，干呕，心烦不得安，少气乏力。

4. 加减应用

若气虚明显者，加黄芪、人参以益气补中；若口腔溃烂者，加赤小豆、当归以活血利湿愈疡；若湿热明显者，加苦参、栀子以清燥湿热；若胁痛者，加柴胡、延胡索以行气活血止痛等。

5. 临床发挥

常用于治疗口腔糜烂，急慢性胃肠炎，狐惑病（白塞氏综合征），痤疮，毛囊炎，阴部口糜，慢性泄泻，胃虚便秘等。我们用其治疗化疗腹泻，尤其是伊立替康引起的严重腹泻。

6. 应用指征

根据心下痞满，或腹泻、疼痛、气短，或倦怠，舌偏红，苔黄略腻，脉弱为用方审证要点。

【瓜蒌甘红汤】

1. 出处与原文:《医旨绪余》

以大瓜蒌一枚，重一二两者，连皮捣烂，加粉草二钱，红花五分。

2. 用法用量

水煎服，每日 1 剂。

3. 功用

疏肝润燥，化痰通腑，活血通络。主治带状疱疹。

【桂枝附子汤】

1. 出处与原文:《伤寒论》

伤寒八九日，风湿相搏，身体疼烦，不能自转侧，不呕不渴，脉浮虚而涩者，桂枝附子汤主之。

桂枝（三两，去皮） 芍药（三两） 甘草（三两，炙） 生姜（三两，切） 大枣（十二枚，擘） 附子（一枚，炮，去皮，破八片）

2. 用法用量

上六味，以水 700mL，煮取 300mL，去滓，每次 100mL，温服。

3. 功用

调和营卫，回阳固表。主治：治太阳病发汗太过，遂致汗出不止，恶风，小便难，四肢拘急，难以屈伸者。

4. 加减应用

阳虚者重用附子；津伤甚者重用芍药；手足逆冷，身体拘急者，加当归、通草、细辛;阳虚泄泻者，本方加健脾之味，如白扁豆、党参、焦白术、陈皮、怀山药等。

5. 临床发挥

现代临床常用于治疗汗出畏寒、大汗亡阳、房后伤风等。

6. 应用指征

桂枝附子汤是治疗太阳病发汗太过、汗出不止证的常用方剂，主要以四肢微急、寒疝、腹痛、身痛不仁、难以屈伸、手足厥冷等为辨证要点。

【感冒清热冲剂】

1. 组成

主要成分有荆芥、薄荷、防风、柴胡、紫苏叶、葛根、桔梗、苦杏仁、白芷、苦地丁、芦根。辅料为蔗糖糊精。

2. 用法用量

口服；开水冲服，每次 12g，每日 2 ～ 3 次。

3. 功用

疏风散寒、解表清热。主治：用于风寒感冒引起头痛发热、咳嗽咽干、全身酸重、鼻流清涕。

4. 临床发挥

常用于普通感冒、流行性感冒所致的发冷发热、头痛、身体无力、鼻塞流涕、咳嗽、口干、咽喉疼痛等症的治疗。我们用其治疗癌因性疲劳，效颇佳。

H

【化血丹】

1. 出处与原文:《医学衷中参西录》

花蕊石（三钱） 三七（二钱） 血余（一钱）

2. 用法用量

共研细末，分二次，开水送服。可水煎服。

3. 功用

化瘀止血。主治：咳血，吐血，衄血，二便下血；并治妇女闭经成癥瘕者。

4. 加减应用

气滞血瘀者，加香附、郁金、青皮、陈皮、枳实等；寒凝血瘀者，加桂枝、肉桂、干姜、艾叶、茴香；热灼血瘀者，加黄芩、黄连、山栀子、牡丹皮；痰聚瘀阻者，加苍术、半夏、胆南星；气虚血瘀者，加党参、黄芪、白术、茯苓；重痛甚者，加乳香、没药、三棱、莪术、失笑散。凡体虚者慎用，孕妇忌用。

5. 临床发挥

常用于治疗肺结核，支气管扩张，胃黏膜脱垂，胃及十二指肠溃疡，肾炎，肾结核，肾结石，子宫肌瘤，功能失调性子宫出血等病症所致的各种出血症。我们用其治疗肺癌咯血，量不大；效不显时可加浙贝母、苏子等药。

6. 应用指征

主要用于治疗瘀血阻络，血不循经而致出血病症。临床应用以出血量或多或少、色暗有块、舌紫暗、脉涩为其辨证要点。

【黄昏汤】

1. 出处与原文:《备急千金要方》

黄昏(即合欢皮)手掌大1片。

2. 用法用量

以水600mL,煮取200mL,分作二服。

3. 功用

化瘀敛疮,消肿止痛。主治:肺痈,咳有微热,烦满,胸心甲错。

4. 临床发挥

古用其治疗肺痨咳血,我们用其肺癌空洞咯血,效果明显。

【厚朴半夏干姜甘草人参汤】

1. 出处与原文:《伤寒论》

发汗后,腹胀满者,厚朴半夏干姜甘草人参汤主之。

厚朴(半斤,去皮,炙) 生姜(半斤,切) 半夏(半斤,洗) 人参(一两) 甘草(二两,炙)

2. 用法用量

上五味,以水1.2升,煮取300mL,去滓,分三次温服。

3. 功用

消胀除满。主治:发汗后,腹胀满者。

4. 加减应用

兼表证者加苏叶、藿香;兼胃热吐逆者加黄连、苏叶;气滞较甚者加腹皮、陈皮;兼食滞者加焦三仙、砂仁;兼中阳不足者加干姜、荜茇;兼痞者加枳实、白术;兼胸胁胀满者加青皮、香附;兼气逆而痛者加吴茱萸、官桂;兼血瘀者加莪术、赤芍;兼便秘有热者加枳实、大黄。

5. 临床发挥

用以治疗急性或慢性胃炎、肠扭转、胃肠道外科手术后、慢性消化不良、胃肠功能失调等症,而见脾虚气滞作胀者。我们用其治疗肿瘤患者脾虚动则咳嗽。

【蒿芩清胆汤】

1. 出处与原文:《通俗伤寒论》

暑湿疟……当辨其暑重于湿者为暑疟……暑疟，先与蒿芩清胆汤清其暑。

青蒿脑（钱半至二钱） 淡竹茹（三钱） 仙半夏（一钱半） 赤茯苓（三钱） 青子芩（一钱半至三钱） 生枳壳（一钱半） 陈广皮（一钱半） 碧玉散（滑石、甘草、青黛，包，三钱）

2. 用法用量

水煎服。

3. 功用

清胆利湿，和胃化痰。主治：少阳湿热证。往来寒热，寒轻热重，胸胁胀痛，胸膈痞闷，口苦，吐酸苦水，或呕黄涎而黏，或干呕呃逆，小便黄赤，舌质红，苔黄腻，脉滑数或弦数。

4. 加减应用

胆热犯胃，呕吐重者，与左金丸合用，以增清胆和胃功效；湿热发黄，加茵陈、栀子以利湿退黄；经脉郁滞，胁痛明显者，加川楝子、延胡索以理气止痛；痰热扰心，心烦失眠，加瓜蒌皮、琥珀以化痰宁心；痰热蕴肺，咳嗽痰多，加冬瓜仁、芦根以清肺化痰；湿热下注，小便淋涩，加木通、山栀子以利湿通淋；湿热壅滞肠腑，便秘者，加大黄、杏仁以行滞通腑；湿热阻滞经络，肢体酸痛，加薏苡仁、丝瓜络以通络舒经。

5. 临床发挥

多用于急性胆囊炎、急性黄疸型肝炎、病毒性肝炎、急性胰腺炎、胃炎、疟疾、钩端螺旋体病、肾盂肾炎等证属少阳湿热者。

6. 应用指征

本方为治疗少阳湿热证之常用方。临床当以往来寒热，胸胁胀痛，口苦膈闷，吐酸苦水，小便黄赤，舌红苔黄腻，脉滑或弦数为使用依据。

【黄芪桂枝五物汤】

1. 出处与原文:《金匮要略》

血痹阴阳俱微，寸口关上微，尺中小紧，外证身体不仁，如风痹状，黄芪桂枝五物汤主之。

黄芪（三两） 桂枝（三两） 芍药（三两） 生姜（六两） 大枣（十二枚）

2. 用法用量

以水六升，煮取二升，温服七合，日三服。（现代用法：水煎服）

3. 功用

益气温经，和营通痹。主治：营卫虚弱之血痹。肌肤麻木不仁，或肢节疼痛，或汗出恶风，舌淡苔白，脉微涩而紧。

4. 加减应用

本方散邪之力较弱，若风寒重而麻木甚者，可加防风、天麻；血行不畅而见疼痛，加桃仁、红花；邪深入络，痹痛日久不愈者，加地龙、蕲蛇；肝肾不足，见筋骨痿软，加杜仲、牛膝；血虚者加当归、川芎；阳虚畏寒，可加附子、千年健。

5. 临床发挥

多用于中风后遗症、神经麻痹、原发性低血压、产后身痛等病，还可用于雷诺病、风湿性关节炎、肩周炎、慢性滑膜炎等证属营卫不足、风客血脉者。我们用其治疗化疗后手足综合征，外洗效果更佳。

6. 应用指征

本方为素体营卫不足、外受风寒之血痹而设。临床以肌肤麻木不仁，或汗出恶风，舌淡，脉微涩为使用依据。

【活络效灵丹】

1. 出处与原文：《医学衷中参西录》

活络效灵丹治气血凝滞，痃癖癥瘕，心腹疼痛，腿疼臂疼，内外疮疡，一切脏腑积聚，经络湮淤。

当归（五钱） 丹参（五钱） 生明乳香（五钱） 生明没药（五钱）

2. 用法用量

上药四味作汤服。若为散，一剂分作四次服，温酒送下。

3. 功用

活血祛瘀，通络止痛。主治：气血凝滞证。心腹疼痛，或腿臂疼痛，或跌打瘀肿，或内外疮疡，以及癥瘕积聚等。

4. 加减应用

腿疼加牛膝；臂疼加连翘；妇女瘀血腹疼，加生桃仁、生五灵脂；疮红肿属阳者，加金银花、知母、连翘；白硬属阴者，加肉桂、鹿角胶；疮破后生肌不速者，加生黄芪、知母、甘草；脏腑内痈，加三七（研细冲服）、牛蒡子。

5. 临床发挥

本方可广泛用于各种瘀血阻滞之痛症，尤适合跌打损伤，症见伤处疼痛，伤筋动骨或麻木酸胀，或内伤血瘀，心腹疼痛，肢臂疼痛等症。现用于冠心病心绞痛、宫外孕、脑血栓形成、坐骨神经痛等属气血瘀滞，经络受阻者。我们常用于癌症疼痛。

J

【金匮统元方】

1. 出处与组成：《黄金昶肿瘤专科 20 年心得》

熟地黄 30g，山萸肉 20g，茯苓 12g，牡丹皮 10g，山药 15g，泽泻 10g，生黄芪 30g，陈皮 10g，党参 10g，半夏 10g，肉桂 10g，干姜 10g，竹茹 15g，旋覆花 10g，生赭石 20g，黄连 2g，吴茱萸 10g，生姜 5 片，大枣 5 个

2. 用法用量

水煎服，每日 1 剂，分 2 次服。

3. 功用

脾肾双补，和胃降逆。主治：脾失健运，肝肾亏虚，痰湿阻胃，胃气上逆型食欲不振。症见不思饮食，乏力；恶心欲呕，无痰或少痰，消瘦，舌质淡暗苔薄白，脉沉弦细。

4. 临床发挥

我们还用其治疗胃瘫、恶性贫血、胃癌切除大半者等

5. 应用指征

食欲不振痰少者。

【加味保和丸】

1. 出处与原文：《寿世保元》

白术（去芦，炒）5 两，枳实（麸炒）1 两，陈皮（去白）3 两，半夏（泡，

姜炒）2两，白茯苓（去皮）3两，苍术（米泔浸，炒）1两，川厚朴（姜炒）2两，香附（酒炒）1两，神曲（炒）3两，连翘2两，黄连（酒炒）1两，黄芩（酒炒）1两，山楂肉3两，麦芽（炒）1两，萝卜子2两，木香5钱，三棱（醋炒）1两，莪术（醋炒）1两。

2. 用法用量

上为细末，姜汁糊为丸，如梧桐子大。每服50丸，加至70～80丸，食后白滚汤送下。

3. 功用

消痰利气，扶脾助胃，开胸快膈，消痞除胀，清热消食。主治：虚弱之人，腹内积聚癖块，胀满疼痛，面黄肌瘦，肚大青筋，不思饮食。

4. 临床发挥

我们用其治疗进食后立即登厕者。

【金水六君煎】

1. 出处与原文：《景岳全书》

主治肺肾虚寒，水泛为痰，或年迈阴虚，血气不足，外受风寒，咳嗽呕恶，多痰喘急等症，神效。

当归、半夏、茯苓（各二钱） 熟地（二至五钱） 陈皮（一钱半） 炙甘草（一钱）

2. 用法用量

加生姜三至七片，水煎空腹服。

3. 功用

养阴化痰。主治：肺肾虚寒，水泛为痰，或年迈阴虚，血气不足，外受风寒，咳嗽呕恶，喘逆多痰。

4. 加减应用

如大便不实而多湿者，去当归，加山药；如痰盛气滞，胸胁不快者，加白芥子；如阴寒盛而嗽不愈者，加细辛；如兼表邪寒热者，加柴胡。

5. 临床发挥

常用于治疗支气管哮喘、浸润型肺结核、肺气肿、慢性支气管炎、肺源性心脏病。我们用其治疗放射性肺炎，疗效满意。

6. 应用指征

咳喘见痰咸者，痰咸为指征。

【己椒苈黄丸】

1. 出处与原文:《金匮要略》

腹满，口舌干燥，此肠间有水气，己椒苈黄丸主之。

防己、椒目、葶苈（熬）、大黄各一两

2. 用法用量

上四味，末之，蜜丸如梧子大，先食饮服一丸，日三服，稍增，口中有津液。渴者加芒硝半两。

3. 功用

攻逐水饮，利水通便。主治：水饮积聚脘腹，肠间有声，腹满便秘，小便不利，口干舌燥，脉沉弦。

4. 加减应用

若水饮犯肺，兼见喘咳，加麻黄、杏仁；若痰涎壅盛，加紫苏子、莱菔子；若气滞较甚，腹满较重，加川朴、槟榔；患者久病体虚，中气不足者，加人参（另炖服）、白术、黄芪。

5. 临床发挥

临床主要用于治疗肝硬化腹水、痰饮型胃肠神经症等病症。我们用其治疗阿片类药物引起的大小便不畅。

6. 应用指征

临床应用以腹胀肠鸣、口舌干燥、舌苔黄腻、脉沉弦为证治要点。我们的应用指征是右尺脉弦中有滑，或一侧弦一侧滑，询问肠鸣，大便时稀时干，小便不利者。我们用己椒苈黄丸甚广，主下焦或肠道水热互结。

K

【控涎丹】

1. 出处与原文:《三因极一病证方论》

甘遂（去心）、大戟（去皮）、白芥子各等分

2. 用法用量

三药为末，煮糊丸如梧子大，晒干，食后临卧，淡姜汤或熟水下五七丸至十丸。如痰猛气实，加数丸不妨。

3. 功用

祛痰逐饮。主治：痰涎伏于胸膈证。忽患胸背、手脚、颈项、腰胯隐痛不可忍，连筋骨牵引痛，走易不定；或令人头痛不可举，或神意昏倦多睡，或饮食无味，痰唾稠黏，夜间喉中如锯，多流唾涎，手脚重，腿冷痹等。

4. 临床发挥

临床主要用于治疗高脂血症、结核性胸腔积液、食道癌术后胸腔积液等病症。我们认为控涎丹治疗胸水并不理想，对痰湿盛者肿瘤有一定抑制作用，且治疗咳吐痰涎黏滞者效果佳，远超乙酰半胱氨酸胶囊等药。

L

【龙胆泻肝汤】

1. 出处与原文：《医方集解》

此足厥阴、少阳药也。龙胆泻厥阴之热，柴胡平少阳之热，黄芩、栀子清肺与三焦之热以佐之，泽泻泻肾经之湿，木通、车前泻小肠、膀胱之湿以佐之，然皆苦寒下泻之药，故用归、地以养血而补肝，用甘草以缓中而不伤肠胃，为臣使也。

龙胆草（酒炒）、黄芩（炒）、栀子（酒炒）、泽泻、木通、车前子、当归（酒洗）、生地黄（酒炒）、柴胡、生甘草

2. 用法用量

水煎服。亦可用制成丸剂，每服 6 ～ 9g，每日 2 次，温开水送下。

3. 功用

泻肝胆实火，清下焦湿热。主治：①肝胆实火上炎证。头痛目赤，胁痛，口苦，耳聋，耳肿，舌红苔黄，脉弦数。②肝经湿热下注证。阴肿，阴痒，筋痿，阴汗，小便淋浊，或妇女带下黄臭，舌红苔黄腻，脉弦或濡数。

4. 加减应用

肝胆实火较盛，可去木通、车前子，加黄连以增强泻火之力；风火上炎，头痛眩晕，目赤易怒，可加菊花、桑叶、夏枯草以清肝疏风；湿盛热轻，可去黄芩、生地黄，加滑石、薏苡仁以增强利湿之功。

5. 临床发挥

用于顽固性头痛、头部湿疹、高血压、急性结膜炎、虹膜睫状体炎、外耳道疖肿、鼻窦炎、急性黄疸型肝炎、急性胆囊炎、急性肾盂肾炎、急性膀胱炎、尿道炎、急性盆腔炎、外阴炎、睾丸炎、腹股沟淋巴结炎、带状疱疹等属肝胆实火或肝经湿热所致者。

6. 应用指征

本方适用于肝胆实火上炎或肝经湿热下注证。临床以头痛目赤，胁痛口苦，或阴肿阴痒，或小便淋浊，或带下黄臭，舌红苔黄或黄腻，脉弦数有力为使用依据。

【离照散】

1. 出处与原文:《黄金昶肿瘤专科 20 年心得》

细辛 3g，生黄芪 10g，龙葵 10g，桂枝 10g，川椒目 10g

2. 用法用量

研细末，取适量，填满肚脐。再用艾灸神阙穴，每日 1 次，每次 1 小时以上，第一次艾灸 3 小时。

3. 功用：

温阳利水：主治恶性浆液性积液，如脑积液、心包积液、腹腔积液等。

4. 应用指征

腹部怕冷或冷、右尺细弦者。多用于脑积液、心包积液以及非肝癌的腹腔积液等。

M

【麻黄附子细辛汤】

1. 出处与原文:《伤寒论》

少阴病，始得之，反发热，脉沉者，麻黄附子细辛汤主之。

麻黄（二两，去节） 细辛（二两） 附子（一枚，炮，去皮，破八片）

2. 用法用量

上三味，以水一斗，先煮麻黄，减二升，去上沫，内诸药，煮取三升，去滓，温服一升，日三服。

3. 功用

助阳解表。主治：少阴病始得之，反发热，脉沉者。

4. 加减应用

若表寒重见恶寒无汗，选加桂枝、苏叶、生姜；里寒重见肢冷形寒，加肉桂、干姜、吴茱萸；阳气虚甚见神疲脉微，加人参、黄芪、甘草。

5. 临床发挥

本方用于阳虚体质之感冒，阳虚或衰弱小儿稚麻疹，寒人少阴之咳嗽、肺炎，嗜睡，月经期前后或泄精前后之受寒，大寒犯肾之脑或齿痛，暴哑声不出之咽痛，寒伏少阴之皮下青色血斑，产后水肿，肾病水肿，阳虚寒凝脉迟缓等。

6. 应用指征

临床以恶寒甚，发热轻，无汗蜷卧，脉不浮反沉者为应用要点。

【麻黄汤】

1. 出处与原文:《伤寒论》

太阳病，头痛发热，身疼，腰痛，骨节疼痛，恶风，无汗而喘者，麻黄汤主之。

麻黄（三两，去节） 桂枝（二两，去皮） 甘草（一两，炙） 杏仁（七十个，去皮尖）

2. 用法用量

上四味，以水九升，先煮麻黄，减二升，去上沫，内诸药，煮取二升半，去滓，温服八合，覆取微似汗，不须啜粥，余如桂枝法将息。

3. 功用

发汗解表，宣肺平喘。主治：外感风寒表实证。恶寒发热，头痛身疼，无汗而喘，舌苔薄白，脉浮紧。

4. 加减应用

外感风寒较轻，头身疼痛不甚者，可去方中桂枝，或加苏叶、荆芥；肺郁生痰，兼咳痰稀薄，胸闷气急者，可加苏子、橘红以增强祛痰止咳平喘之功；风寒郁热，兼心烦口渴者，可加石膏、黄芩以兼清里热；风寒夹湿，见无汗而头身重痛，舌苔白腻者，可加苍术或白术以发汗祛湿。

5. 临床发挥

主要用于普通感冒、流行性感冒、支气管哮喘、类风湿关节炎、荨麻疹、银屑病等病。

6. 应用指征

本方适用于风寒表实证，临床当以恶寒发热，无汗而喘，苔薄白，脉浮紧为使用依据。我们强调无汗关节肌肉酸痛为辨证指征。

Q

【清理肠道方】

1. 出处:《印会和中医内科新论》

2. 用法用量

桃仁 10g，杏仁 10g，生薏仁 30g，冬瓜子 30g（打），黄芩 15g，赤芍 15g，马齿苋 30g，败酱草 30g

3. 功用

清理肠道。主治：便垢不爽，一日数次，腹部隐痛，肠鸣后重，舌苔黄腻，脉弦细。

4. 加减应用

凡久病肢冷畏寒，腹痛喜暖，寒象明显者加肉桂 3g，取其温中散寒，厚肠止泻。

5. 临床发挥

临床用于细菌性痢疾，阿米巴肠病，急、慢性结肠炎，溃疡性结肠炎，慢性迁延性肝炎等。我们用其治疗放射性肠炎效果也佳。

【青蒿鳖甲汤】

1. 出处与原文:《温病条辨》

青蒿（二钱） 鳖甲（五钱） 细生地（四钱） 知母（二钱） 丹皮（三钱）

2. 用法用量

上药以水五杯，煮取二杯，日再服。（现代用法：水煎服）

3. 功用

透热养阴。主治：温病后期，邪伏阴分证。夜热早凉，热退无汗，舌红少苔，脉细数。

4. 加减应用

肺痨骨蒸，阴虚火旺，加北沙参、墨旱莲以养阴清肺；气阴两伤，口渴神倦，加人参、麦冬以益气养阴；小儿夏季热属阴虚有热，加白薇、荷梗等以解暑退热。

5. 临床发挥

主要用于原因不明的发热、麻疹后肺炎、慢性肾盂肾炎、肺结核、肾结核、小儿夏季热、妇科手术后低热、癌性发热等证属阴虚发热者。

6. 应用指征

本方适用于温病后期，余热未尽，阴液已伤之虚热证。临床以夜热早凉，热退无汗，舌红少苔，脉细数为使用依据。我们用于入夜发热，夜半而止的癌症发热。

S

【顺经汤】

1. 出处与原文:《傅青主女科》

当归（五钱，酒洗） 大熟地（五钱，九蒸） 白芍（二钱，酒炒） 丹皮（五钱） 白茯苓（三钱） 沙参（三钱） 黑芥穗（三钱）

2. 用法用量

水煎服。

3. 功用

补水制火，养血调肝。主治妇人有经未行之前一二日忽然腹疼而吐血者。

4. 临床发挥

我们用于肿瘤患者证属阴虚血热咯血、尿血等。

【十枣汤】

1. 出处与原文:《伤寒论》

太阳中风，下利，呕逆，表解者，乃可攻之。其人漐漐汗出，发作有时，

头痛，心下痞，硬满，引胁下痛，干呕，短气，汗出，不恶寒者，此表解里未和也，十枣汤主之。

芫花（熬） 甘遂　大戟

2. 用法用量

上三味等分，各别捣为散。以水一升半，先煮大枣肥者十枚，取八合，去滓，内药末。强人服一钱匕，羸人服半钱，温服之，平旦服。若下少，病不除者，明日更服，加半钱，得快下利后，糜粥自养。

3. 功用

攻逐水饮。主治：①悬饮。咳唾胸胁引痛，心下痞硬，干呕短气，头痛目眩，胸背掣痛不得息，脉沉弦。②实水。水肿重症，一身悉肿，尤以身半以下肿甚，腹胀喘满，二便不利等。

4. 加减应用

若患者体虚邪实，又非攻下不可者，可用本方与健脾补益剂交替使用。

5. 临床发挥

主要用于渗出性胸膜炎、肝硬化腹水、晚期血吸虫病及肾炎水肿等证属水饮内盛，形气俱实者。我们用于肺癌、肠癌、卵巢癌、胰腺癌、胆囊癌、脑瘤等痰湿较重患者，其可明显抑制血管生成，有一定抑瘤作用。

6. 应用指征

本方为攻逐水饮之峻剂，临床使用当以体质壮实，咳唾胸胁引痛，或水肿腹胀，二便不利，脉沉弦为依据。

【薯蓣丸】

1. 出处与原文：《金匮要略》

虚劳诸不足，风气百疾，薯蓣丸主之。

薯蓣（三十分） 当归、桂枝、神曲、干地黄、豆黄卷（各十分） 甘草（二十八分） 人参（七分） 芎䓖、芍药、白术、麦门冬、杏仁（各六分） 柴胡、桔梗、茯苓（各五分） 阿胶（七分） 干姜（三分） 白敛（二分） 防风（六分） 大枣（百枚，为膏）

2. 用法用量

上药二十一味，研末，炼蜜和丸，如弹子大。每次 1 丸，空腹时用酒送下。

3. 功用

补气养血，疏风散邪。主治：虚劳气血俱虚，阴阳失调，外兼风邪。头晕目花，消瘦乏力，心悸气短，不思饮食，骨节酸痛，微有寒热。

4. 临床发挥

用于气血两虚，脾肺不足所致之虚劳、胃脘痛、痹症、闭经、月经不调。我们曾用其治疗每于入冬咳嗽、入春咳止的伏邪咳嗽，盖伏邪咳嗽也多因体虚，诸邪得伏，肺气不宣则咳。

【升降散】

1. 出处与原文:《伤寒温疫条辨》

白僵蚕（酒炒，二钱） 全蝉蜕（去土，一钱） 川大黄（生，四钱） 广姜黄（去皮，不用片姜黄，三分）

2. 用法用量

共研细末，和匀。据病之轻重，分 2 ～ 4 次服，用黄酒、蜂蜜调匀冷服，中病即止。

3. 功用

升清降浊，散风清热。主治：治温病表里三焦大热，其症不可名状者。

4. 加减应用

表寒明显者重用姜黄，加荆芥、防风；表热明显者轻用姜黄，加银花、连翘；痰黄加杏仁、鱼腥草；大便溏稀减大黄；津伤口干加石膏、知母。

5. 临床发挥

温热、瘟疫，邪热充斥内外，阻滞气机，清阳不升，浊阴不降，致头面肿大，咽喉肿痛，胸膈满闷，呕吐腹痛，发斑出血，丹毒，谵语狂乱，不省人事，绞肠痧（腹痛），吐泻不出，胸烦膈热，疙疸瘟（红肿成块），大头瘟（头部赤肿），蛤蟆瘟（颈项肿大），以及丹毒、麻风。李士懋教授认为本方凉血力量不足，常加入炒栀子凉血清三焦之气。

6. 应用指征

赵绍琴、李士懋教授强调升降散应用指征为脉躁，为躁动不安之象，如马尥蹶子。

【升阳益胃汤】

1. 出处与原文：《脾胃论》

脾胃之虚，倦怠嗜卧，四肢不收，时值秋燥令行，湿热少退，体重节痛，口苦舌干，食无味，大便不调，小便频数；兼见肺病，洒淅恶寒，惨惨不乐，乃阳气不伸故也。

黄芪（二两） 半夏汤洗、人参去芦、炙甘草（各一两） 独活、防风、白芍药、 羌活（各五钱） 橘皮（四钱） 茯苓、柴胡、泽泻、白术（各三钱） 黄连（一钱）

2. 用法用量

上㕮咀，每服三钱至五钱（15g），加生姜五片，大枣二枚，用水三盏，煎至一盏，去滓，早饭后温服。

3. 功用

益气升阳，清热除湿。主治：脾胃虚弱，湿热滞留中焦证。饮食无味，食不消化，脘腹胀满，面色白，畏风恶寒，头眩耳鸣，怠惰嗜卧，肢体重痛，大便不调，小便赤涩，口干舌干。

4. 临床发挥

腹泻，溃疡性结肠炎，慢性胆囊炎，急性黄疸型肝炎，急性肺炎，萎缩性胃炎，荨麻疹，手足癣，妊娠高血压，阴吹带下。

T

【调卫汤】

1. 出处与原文：《脾胃论》

调卫汤治湿胜自汗，补卫气虚弱，表虚不任外寒。

苏木、红花（各一分） 猪苓（二分） 麦门冬、生地黄（各三分） 半夏汤洗七次、生黄芩、生甘草、当归梢（各五分） 羌活（七分） 麻黄根、黄芪（各一钱） 五味子（七枚）

2. 用法用量

上㕮咀，如麻豆大，作一服。水二盏，煎至一盏，去滓，稍热服。（现代用法：用水 300mL，煎至 150mL，去滓稍热服）

3. 功用

益气固表，祛湿通络。主治：阳明湿盛自汗证。表现为自汗，短气，表虚不任风寒，声音重浊，怠惰嗜卧，四肢拘挛疼痛，大便泄泻，脉迟缓。

4. 应用指征

我们认为调卫汤是治疗湿胜为主的方剂，湿胜表现为头面部、上半身汗出明显，恶风与冷，容易被蚊虫叮咬等，此为辨证指征。

W

【温胃暖脐贴】

1. 出处：《黄金昶肿瘤专科 20 年心得》

2. 用法用量

敷脐，每日 1 次，每次 24 小时。

3. 功用

和胃止吐，理气安中。主治：放化疗引起的恶心呕吐。

4. 临床发挥

也可用于肠胃型感冒、慢性腹泻、晕车晕船、秋季腹泻等。

【五苓散】

1. 出处与原文：《伤寒论》

太阳病，发汗后，大汗出，胃中干，烦躁不得眠，欲得饮水者，少少与饮之，令胃气和则愈。若脉浮，小便不利，微热消渴者，五苓散主之。

猪苓（十八铢，去皮） **泽泻**（一两六铢） **白术**（十八铢） **茯苓**（十八铢） **桂枝**（半两，去皮）

2. 用法用量

捣为散，以白饮和服方寸匕，日三服，多饮暖水，汗出愈，如法将息。（现代用法：做散剂，每服 3 ～ 6g，或作汤剂水煎服）

3. 功用

温阳化气，利水渗湿。主治：①太阳蓄水证。小便不利，头痛发热，烦渴欲饮，水入即吐，苔白，脉浮。②水湿内停证。水肿，泄泻，小便不利。③痰饮内停证。脐下动悸，吐涎沫而头眩，或短气而咳。

4. 加减应用

水湿壅盛而肿甚，加大腹皮、陈皮、生姜皮、桑皮以行气利水；表证明显，可加麻黄、苏叶以解表宣肺；肾阳不足，腰痛脚弱，桂枝易肉桂，或加附子以温壮肾阳。

5. 临床发挥

多用于慢性肾炎、肝硬化所致的水肿，亦用于急性胃肠炎、尿潴留、脑积水、梅尼埃病等证属水湿或痰饮内停者。

6. 应用指征

本方是治疗水湿痰饮内停之要方。临证当以水肿或泄泻，小便不利，舌淡胖苔白滑为使用依据。我们常以左脉弦细为应用指征。

X

【小续命汤】

1. 出处与原文:《备急千金要方》

麻黄、防己、人参、桂心、黄芩、芍药、甘草、川芎、杏仁（各一两） 防风（一两半） 附子（一枚） 生姜（五两）

2. 用法用量

上十二味，㕮咀，以水一斗二升，先煮麻黄三沸去沫，内诸药，煮服三升，分三服甚良，不瘥，更合三四剂必佳，取汗随人风轻重虚实也。诸风服之皆验，不令人虚。

3. 功用

祛风散寒，益气温阳。主治：阳气素虚，风中经络证。口眼㖞斜，语言不利，筋脉拘急，半身不遂等。亦治风湿痹痛。

4. 加减应用

筋急语迟脉弦者，倍人参，加薏苡仁、当归；去芍药，以避中寒；烦躁不大便，去桂、附，倍芍药，加竹沥；日久不大便，胸中不快，加大黄、枳壳；脏寒下利，去汉防己、黄芩，倍附子，加白术；呕逆加半夏；语言謇涩，手足战掉，加石菖蒲、竹沥；身痛发搐，加羌活；口渴加麦冬、天花粉；烦渴多惊，加犀角、羚羊角；汗多去麻黄、杏仁，加白术；舌燥去桂、附，加石膏。

5. 临床发挥

本方常用于治疗半身不遂、中风不省人事、麻木眩晕、喑哑、厥冷及风寒湿痹，症见关节疼痛、游走不定、肌肤麻木不仁、关节不可屈伸等，属阳气不足、风寒湿邪乘虚侵袭者。我们常用于小细胞肺癌、脑胶质母细胞瘤治疗。

6. 应用指征

我们以单侧汗出、单侧肢体活动不利、上半身尤其后背肌肉酸痛、脉濡为应用指征。重在治疗肌表寒湿，力大于射干麻黄汤，表湿一去则肺气得宣，咳嗽自愈。如脉浮取如厨房油渍滞于表就可大胆使用。小续命汤临床应用很广泛，惜世医多不识其症。

【旋覆代赭汤】

1. 出处与原文:《伤寒论》

伤寒发汗，若吐，若下，解后，心下痞硬，噫气不除者，旋覆代赭石汤主之。

旋覆花（三两） **人参**（二两） **生姜**（五两） **代赭石**（一两） **甘草**（炙，三两） **半夏**（洗，半升） **大枣**（十二枚，擘）

2. 用法用量

以水一斗，煮取六升，去滓，再煮取三升，温服一升，日三服。（现代用法：水煎服）

3. 功用

降逆化痰，益气和胃。主治：中虚痰阻气逆证。心下痞硬，噫气不除，或纳差、呃逆、恶心，甚或呕吐，舌淡苔白腻，脉缓或滑。

4. 加减应用

气逆较著，胃虚不甚，可重用方中镇降之品；痰多苔腻，可加茯苓、陈皮等以化痰和胃；腹胀较甚，可加枳实、厚朴以行气除满；脾寒见腹痛喜温，加干姜、吴茱萸以温中祛寒；内有蕴热见舌红苔黄，加黄连、竹茹以清泄胃热。

5. 临床发挥

主要用于胃神经官能症、慢性胃炎、胃扩张、胃及十二肠指溃疡、幽门不完全性梗阻、神经性呃逆及肿瘤放化疗之呕吐等证属中虚痰阻气逆者。我们临床常用于肿瘤患者顽固性呃逆，需含服，频饮，取效明显。

6. 应用指征

本方为中虚痰阻气逆不降之证而设。临床以心下痞硬，嗳气频作或呕呃，苔白腻，脉缓或滑为使用依据。

【硝石矾石散】

1. 出处与原文:《金匮要略》

黄家日晡所发热，而反恶寒，此为女劳得之。膀胱急，少腹满，身尽黄，额上黑，足下热，因作黑疸。其腹胀如水状，大便必黑，时溏，此女劳之病，非水也。腹满者难治。硝石矾石散主之。

硝石、矾石烧（等分）

2. 用法用量

上二味，为散，以大麦粥汁和服方寸匕，日三服，病随大小便去，小便正黄，大便正黑，是候也。

3. 功用

清热化湿，消瘀利水。主治：肝胆瘀血湿热证。症见胁痛固定不移，痛性难忍，入夜尤甚，身目小便黄，日晡发热，五心烦热，足下热，不思饮食，肢体倦怠，微汗出，舌暗或有瘀斑，脉涩。

4. 加减应用

其有实热者，可用茵陈、栀子煎汤送服。有食积者，可用生鸡内金、山楂煎汤送服。大便结者，可用大黄、麻仁煎汤送服。小便闭者，可用滑石、生杭芍煎汤送服。恶心呕吐者，可用赭石、青黛煎汤送服。

5. 临床发挥

本方可用于治疗肝硬化腹水、急性传染性肝炎、肝胆结石、脾肿大等属上述证机者。我们临证多用其治疗肝细胞性黄疸，每每取效，且取效甚捷。

【消水圣愈汤】

1. 出处与原文:《时方妙用》

治水第一方。然必两手脉浮而迟，足趺阳脉浮而数，诊法丝毫不错，一服即验，五服全愈。

天雄（一钱制） 牡桂（二钱去皮） 细辛（一钱） 麻黄（一钱五分） 甘草（一钱，炙） 生姜（二钱） 大枣（二枚） 知母（二钱，去皮）

2. 用法用量

水二杯半，先煎麻黄，吹去沫，次入诸药，煮八分服，日夜作三服。

3. 功用

温肾助阳，化气行水，散寒通经。主治：阴盛阳微，症见畏寒肢冷，浮肿恶寒，溲少便溏，舌苔白腻，脉沉迟或沉紧。

4. 加减应用

咳喘者，加杏仁、紫菀；腹水者，加冬瓜皮、葶苈子；腹痛者，加吴茱萸、酒炒白芍。

5. 临床发挥

咳喘、阴水、寒疝等属脾肾阳虚、湿浊内聚证。我们常用其治疗恶性腹水证属阳虚者，有效，但不如药灸神阙穴明显。

6. 应用指征

临床如见畏寒肢冷，腹满呕恶，水肿严重，小便短少，大便溏泄，舌质淡润、边有齿痕、苔白腻，脉沉细、沉迟或沉细数者，审是阳微阴盛，均可使用本方。我们治疗恶性腹水应用指征是双下肢指凹性水肿、畏寒肢冷、右尺沉弦等，以右尺沉弦为要点。

【小柴胡汤】

1. 出处与原文：《伤寒论》

伤寒五六日，中风，往来寒热，胸胁苦满，嘿嘿不欲饮食，心烦喜呕，或胸中烦而不呕，或渴，或腹中痛，或胁下痞硬，或心下悸，小便不利，或不渴，身有微热，或咳者，小柴胡汤主之。

柴胡（半斤） 黄芩（三两） 人参（三两） 半夏（洗，半升） 甘草（炙，三两） 生姜（切，三两） 大枣（擘，十二枚）

2. 用法用量

上七味，以水一斗二升，煮取六升，去滓，再煎，取三升，温服一升，日三服。（现代用法：水煎服）

3. 功用

和解少阳。主治：①伤寒少阳证。往来寒热，胸胁苦满，默默不语，不欲饮食，心烦，喜呕，口苦，咽干，目眩，苔薄白，脉弦。②热入血室证。妇人伤寒，经水适断，往来寒热，发作有时。③疟疾、黄疸等内伤杂病而见伤寒少阳证者。

4. 加减应用

若胸中烦而不呕，为热聚于胸，去半夏、人参，加瓜蒌清热理气宽胸；渴者，是热伤津液，去半夏，加天花粉止渴生津；腹中痛，是肝气乘脾，宜去黄芩，加芍药柔肝缓急止痛；胁下痞硬，是气滞痰郁，去大枣，加牡蛎软坚散结；心下悸，小便不利，是水气凌心，宜去黄芩，加茯苓利水宁心；不渴，外有微热，是表邪仍在，宜去人参，加桂枝解表；咳者，是素有肺寒留饮，宜去人参、大枣、生姜，加五味子、干姜温肺止咳；热入血室，加牡丹皮、赤芍、桃仁以凉血祛瘀；黄疸加茵陈、山栀子以清热利湿退黄；疟疾加草果、常山以燥湿截疟；内伤杂病，正气不虚，去人参、大枣。

5. 临床发挥

多用于上呼吸道感染、疟疾、慢性胆囊炎、慢性肝炎、慢性胃炎、胸膜炎、乳腺

炎、睾丸炎、慢性胃炎、胃溃疡、抑郁症等证属少阳证者。

6. 应用指征

本方既是治疗伤寒少阳证的基础方，又是和解少阳法的代表方。临证当以往来寒热，胸胁苦满，口苦，呕恶，脉弦为使用依据。我们临证以病位和（或）舌边有津液为辨证要点。

【逍遥散】

1. 出处与原文:《太平惠民和剂局方》

逍遥散，治血虚劳倦，五心烦热，肢体疼痛，头目昏重，心悸颊赤，口燥咽干，发热盗汗，减食嗜卧，及血热相搏，月水不调，脐腹胀痛，寒热如疟，又疗室女血弱阴虚，荣卫不和，痰嗽潮热，肌体羸瘦，渐成骨蒸。

柴胡去苗、茯苓去皮，白者、白术、当归去苗，锉，微炒、芍药（各一两） 甘草（微炙赤，半两）

2. 用法用量

上为粗末，每服二钱（6g），水一大盏，烧生姜一块切破，薄荷少许，同煎至七分，去渣热服，不拘时服。（现代用法：水煎服）

3. 功用

疏肝解郁，健脾养血。主治：肝郁脾弱血虚证。两胁胀痛，头痛，头晕

目眩，口燥咽干，神疲食少，或月经不调，乳房胀痛，苔薄，脉弦或虚。

4. 加减应用

肝郁气滞较重，加香附、郁金、川芎以疏肝解郁；肝郁化火，加牡丹皮、栀子以清热泻火；肝血瘀滞，加丹参、桃仁活血祛瘀；胁下癥结，加鳖甲、牡蛎软坚散结；脾虚甚者，加党参、山药以健脾益气；脾胃气滞，加陈皮、枳壳以理气畅脾；血虚甚，加何首乌、生地黄以补肾养血；阴虚，加麦冬、沙参以滋阴养液。

5. 临床发挥

多用于慢性肝炎、肝硬化、慢性胆囊炎、胃十二指肠溃疡、慢性胃炎、肠易激综合征、月经不调、经前期紧张综合征、乳腺小叶增生症、围绝经期综合征，也可用于胆石症、盆腔炎、子宫肌瘤、精神分裂症、视神经萎缩、视神经炎、老年性白内障、黄褐斑等病属肝郁血虚脾弱者。我们以逍遥散为乳腺癌治疗基本方。

6. 应用指征

本方为治疗肝郁脾弱血虚证之要方，也是妇科调经之常用方。临床应以胁乳胀痛，或兼月经不调，神疲食少，苔薄，脉弦细或虚为使用依据。我们治疗癌性发热以脉弱、下午低热、醒则心悸、动则加剧为指征。

【宣痹汤】

1. 出处与原文:《温病条辨》

湿聚热蒸，蕴于经络，寒战热炽，骨骱烦痛，舌色灰滞，面目萎黄，病名湿痹，宣痹汤主之。

防己（五钱） **杏仁**（五钱） **滑石**（五钱） **连翘**（三钱） **山栀**（三钱） **薏仁**（五钱） **半夏**（三钱，**醋炒**） **晚蚕砂**（三钱） **赤小豆皮**（三钱，**乃五谷中之赤小豆，味酸肉赤，冷水浸取皮用**）

2. 用法用量

水八杯，煮取三杯，分温三服。

3. 功用

清热祛湿，通络止痛。主治：湿热蕴于经络证。寒战热炽，骨节烦疼，面目萎黄，舌色灰滞等。

4. 加减应用

骨节痛甚加片子姜黄二钱（6g）、海桐皮三钱（9g）。若湿热较重者，可与二妙散同用。

5. 临床发挥

多用于风湿性关节炎，湿热黄疸，过敏性紫癜，风湿热，湿热型结肠肝曲部癌肿术后肠粘连。我们用其治疗化疗后或靶向药物引起的3类手足综合征，外洗效果更捷。

6. 应用指征

本方为治疗湿热痹证之常用方。以骨节烦痛，小便短赤，舌苔黄腻为辨证要点。我们将其治疗手足综合征主要是见到手足部位皮肤红斑、红肿等。

Y

【越婢加术汤】

1. 出处与原文:《金匮要略》

里水者，一身面目黄肿，其脉沉，小便不利，故令病水。假令小便自利，此亡津液，故令渴也，越婢加术汤主之。

麻黄（六两） 石膏（半斤） 生姜（三两） 甘草（二两） 白术（四两） 大枣（十五枚）

2. 用法用量

上药六味，以水1.2升，先煮麻黄，去上沫，纳诸药，煮取600mL，分三次温服。

3. 功用

疏风泄热，发汗利水。主治：治皮水，一身面目悉肿，发热恶风，小便不利，苔白，脉沉者。

4. 加减应用

气虚者加黄芪、党参；阳虚水肿加制附子、猪苓。

5. 临床发挥

今多用于治疗急性肾炎水肿或慢性肾炎急性发作。我们用其治疗上腔静脉综合征头面肿胀者。

6. 应用指征

我主要是观察到肿瘤患者头面肿胀即可加用越婢加术汤。头面肿胀多为风热外袭与水饮互结，越婢加术汤疏风泄热、发汗利水最相宜。

【阴证方】

1. 出处与原文：《黄金昶中医肿瘤外治心悟》

阴证或平证肿瘤的外用药：肉桂末 90g（单包），麝香 1g（单包）（如无麝香，可用香奈 100g），川椒目 90g，川乌 90g，草乌 90g，海浮石 120g，海藻 120g，当归 90g，壁虎 90g，山慈菇 90g，蜈蚣 30g，猫爪草 90g，夏枯草 120g 等。

2. 用法用量

煎煮法：肉桂研极细末，过筛，留极细末与麝香（或冰片）混匀备用；其余药煎 2 次，去渣，留汁浓缩成稠膏如蜂蜜状（药汁也可用微波炉去水分），药冷却后加肉桂、麝香，混匀，备用。

用法：每次取少许，涂在大块橡皮膏上，敷在肿瘤体表部位，每次 6 ～ 10 小时，每日 1 次。用艾灸敷在局部的膏药，可以事半功倍。

3. 功用

温经破瘀化痰散结。适用于阴证或平证肿瘤。

4. 加减应用

治疗癌痛加乳香 100g，没药 100g；治疗浆液性积液加龙葵 120g。

5. 副反应及处理

副反应包括皮疹、少数水疱、渗液、皮肤潮红如同烙铁烫过，严重者可停用几天，待皮疹消失后再用。出现皮疹者加苯海拉明霜，出现渗液者加马齿苋，出现皮肤潮红者加熊胆粉或猪胆粉。

【阳证方】

1. 出处与原文：《黄金昶中医肿瘤外治心悟》

阳证肿瘤的外用药：肉桂末 90g（单包），冰片 30g（单包），川乌 10g，海浮石 120g，海藻 120g，壁虎 90g，山慈菇 90g，蜈蚣 30g，猫爪草 90g，夏枯草 120g，蚤休 60g，苦参 60g，连翘 60g 等。

2. 用法用量

煎煮法：肉桂研极细末，过筛，留极细末与冰片混匀备用；其余药煎两次，去渣，留汁浓缩成稠膏如蜂蜜状（药汁也可用微波炉去水分），药冷却后加肉桂、冰片，混匀，备用。

用法：每次取少许，涂在大块橡皮膏上，敷在肿瘤体表部位，每次 6 ～ 10 小时，每日 1 次。用艾灸敷在局部的膏药，可以事半功倍。

3. 功用

破瘀解凝化痰散结泄热。适用于阳证肿瘤。

4. 加减应用

治疗癌痛加乳香 100g，没药 100g；治疗浆液性积液加龙葵 120g。

5. 副反应处理

副反应：皮疹、少数水疱、渗液、皮肤潮红如同烙铁烫过，严重者可停用几天，待皮疹消失后再用。出现皮疹者加苯海拉明霜，出现渗液者加马齿苋，出现皮肤潮红者加熊胆粉或猪胆粉。

Z

【真武汤】

1. 出处与原文:《伤寒论》

少阴病，二三日不已，至四五日，腹痛，小便不利，四肢沉重疼痛，自下利者，此为有水气，其人或咳，或小便利，或下利，或呕者，真武汤主之。

茯苓（三两） 芍药（三两） 白术（二两） 生姜（三两） 附子（炮，去皮，一枚，破八片）

2. 用法用量

以水八升，煮取三升，去滓，温服七合，日三服。（现代用法：水煎温服）

3. 功用

温阳利水。主治：阳虚水泛证。小便不利，四肢沉重疼痛，甚则肢体浮肿，腹痛下利，苔白不渴，脉沉。或太阳病，发汗，其人仍发热，心下悸，头眩，身瞤动，振振欲擗地。

4. 加减应用

若咳者，加五味子、细辛、干姜；若小便利者，去茯苓；若下利者，去芍药，加干姜；若呕者，去附子，加重干姜。

5. 临床发挥

用于慢性肾炎、肾病综合征、尿毒症、肾积水、心力衰竭、心律失常、梅尼埃病等证属阳虚水饮内停者。

6. 应用指征

本方适用于脾肾阳虚，水饮内停证。临床以小便不利，肢体沉重或浮肿，苔白不渴，脉沉为使用依据。

【止嗽散】

1. 出处与原文:《医学心悟》

大法，风寒初起，头痛鼻塞，发热恶寒而咳嗽者，用止嗽散……若暑气伤肺，口渴烦心溺赤者，其症最重，用止嗽散……若湿气生痰，痰涎稠粘者，用止嗽散……若燥火焚金，干咳无痰者，用止嗽散。

桔梗炒、荆芥、紫菀蒸、百部蒸、白前蒸（各二斤） 甘草（炒，十二两） 陈皮（去白，一斤）

2. 用法用量

共为末，每服三钱，开水调下，食后，临卧服。初感风寒，生姜汤调下。（现代用法：共为末，每服9g，温开水或姜汤送下。亦可作汤剂，用量按原方比例酌定）

3. 功用

止咳化痰，疏风宣肺。主治：风痰咳嗽。咳嗽咽痒，咳痰不爽，或微有恶风发热，舌苔薄白。

4. 加减应用

兼风热表证症见身热，可加金银花、连翘；兼风寒表证症见恶寒，可加防风、荆芥、苏叶；痰多，加贝母、瓜蒌；兼肺热症见咳嗽痰黄，加生石膏、桑白皮、胆南星；津液损伤见咽干口渴，加沙参、麦冬。

5. 临床发挥

多用于上呼吸道感染、支气管炎、肺炎、流行性感冒等证属风邪犯肺者。

6. 应用指征

本方为治咳嗽之通剂，随症加减，可用治多种咳嗽，但以表邪已解，风邪羁肺之咳嗽为最宜。临床以咳嗽咽痒，咳痰不爽，苔薄，脉不数为使用依据。

【肺脏结实证方】

1. 出处与原文:《桂林古本伤寒杂病论》

肺脏结，胸中闭塞，喘，咳，善悲，脉短而涩，百合贝母茯苓桔梗汤主之。若咳而唾血，胸中痛，此为实，葶苈栝蒌桔梗牡丹汤主之。

葶苈栝蒌桔梗牡丹汤方

葶苈（熬，三两） 栝蒌实（捣，大者一枚） 桔梗（三两） 牡丹皮（二两）

2. 用法用量

上四味，以水六升，煮取三升，去滓，温服一升，日三服。

3. 功用

泻肺利水。适用于胸满、痛、咳等症。

4. 应用指征

我们常用其治疗肺癌右寸浮滑者，可见咳喘、咯血等症，效佳。

【栀子豉汤】

1. 出处与原文:《伤寒论》

发汗吐下后，虚烦不得眠；若剧者，必反复颠倒，心中懊侬，栀子豉汤主之。

栀子（十四个，隆） 香豉（四合，绵裹）

2. 用法用量

以水四升，先煮栀子，得二升半，内豉，煮取一升半，去滓，分为二服，温进一服。得吐者，止后服。（现代用法：水煎服）

3. 功用

清宣郁热。主治：热郁胸膈证。虚烦不眠，身热懊侬，反复颠倒，胸中窒塞或结痛，饥不能食，舌红苔微黄，脉数。

4. 加减应用

兼少气，加炙甘草以益气，名栀子甘草豉汤；兼呕，加生姜以止呕，名栀子生姜豉汤；热壅胸腹，兼有腹满，去豆豉，加厚朴、枳实以泄痞除满，名栀子厚朴汤。若外感热病，表邪未净，可加薄荷、牛蒡子等以疏散风热；里热较盛，见口苦者，可加黄芩、连翘等以增清热之力；夹湿，见呕恶苔腻者，可加藿香、半夏等以和胃化浊。

5. 临床发挥

多用于失眠、食管炎、胃炎、胆囊炎、神经衰弱症等证属热郁胸膈者。

6. 应用指征

诸证按压剑突或胸胁疼痛或加重、心烦者，皆可使用。

【猪苓汤】

1. 出处与原文:《伤寒论》

若脉浮发热，渴欲饮水，小便不利者，猪苓汤主之。

猪苓去皮、茯苓、泽泻、阿胶碎、滑石碎（各一两）

2. 用法用量

以水四升，先煮四味，取二升，去滓，内阿胶烊消，温服七合，日三服。（现代用法：水煎服，阿胶另烊化，分三次兑服）

3. 功用

利水渗湿，清热养阴。主治：水热互结阴伤证。小便不利，发热，口渴欲饮，或心烦不寐，或兼有咳嗽，呕恶，下利。或热淋、血淋，小便涩痛或赤涩，小腹满痛。

4. 加减应用

用治热淋，可加栀子、车前子以清热利水通淋；用治血淋、尿血，可加白茅根、大蓟、小蓟以凉血止血。

5. 临床发挥

常用于治疗泌尿系感染、肾炎、膀胱炎、产后尿潴留等属水热互结兼阴虚者。

6. 应用指征

我们的应用指征为左尺脉弦中带滑者。

二、穴位注解

C

【冲门】

1. 概述：所属足太阴脾经。与耻骨联合上缘平齐，距中线 3.5 寸。

2. 图示：

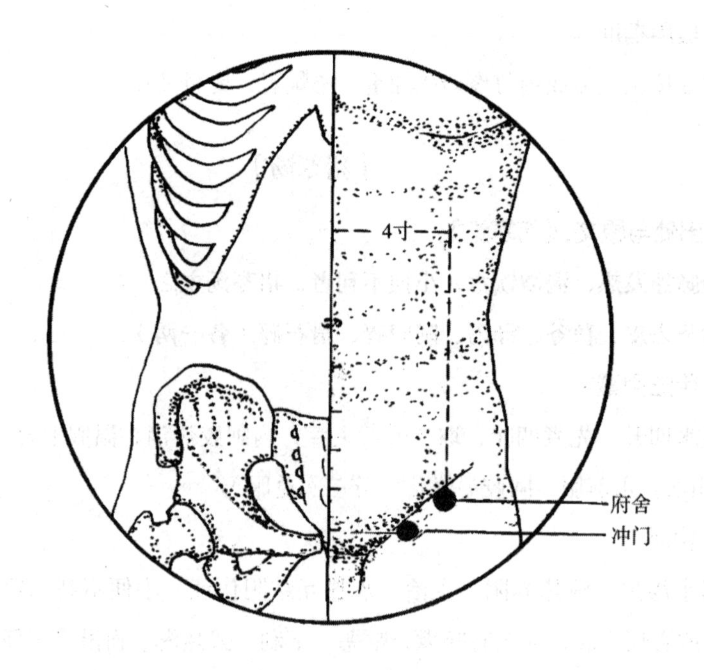

3. 英文名：Chongmen　国际编码：SP12

4. 取穴方法：仰卧位，先在腹股沟外侧触摸到搏动的髂外动脉，在搏动处外侧按压有酸胀感，即为本穴。

5. 解剖：在腹股沟韧带中点外侧的上方，在腹外斜肌腱膜及腹内斜肌下部；内侧为股动、静脉；布有股神经。

6. 主治疾病：腹痛，疝气，崩漏、带下、胎气上冲等妇科病证，腹股沟淋巴结肿大。

7. 配伍取穴：配气冲治疗带下；配天枢、太冲等主治疝气。

8. 刺灸法：直刺 0.5 ～ 1 寸，避开动脉；可灸。

D

【大肠俞】

1. 概述：所属足太阳膀胱经，为大肠之背俞穴。在腰部，当第 4 腰椎棘突下，旁开 1.5 寸。

2. 图示：

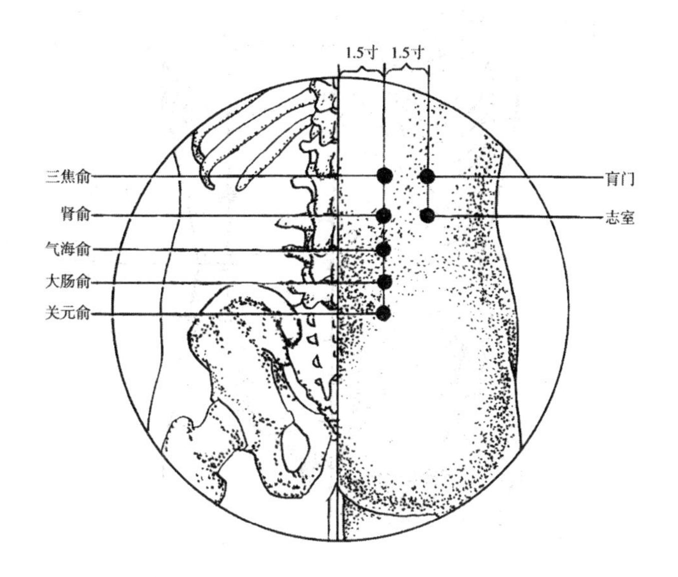

3. 英文名：Dachangshu　国际编码：BL25

4. 取穴方法：正坐或俯卧位；两侧骨盆最高点（髂嵴最高点）连线与后正中线的交点处，为第 4 腰椎棘突；在第 4 腰椎棘突下有一凹陷，此凹陷旁开两横指，即为本穴。

5. 解剖：在腰背筋膜、最长肌和髂肋肌之间；有第 4 腰动、静脉后支；布有第 4 腰神经皮支，深层为第 4、5 腰神经后支的肌支。

6. 主治疾病：腰腿痛；腹胀、腹泻、便秘、肠癌等胃肠病证。

7. 配伍取穴：配肾俞、命门、腰阳关、委中主治腰脊强痛；配小肠俞主治二便不利。

8. 刺灸法：直刺 0.8 ～ 1.5 寸；可灸。

【大横穴】

1. 概述：所属足太阴脾经。在腹中部，距脐中 4 寸。

2. 图示：

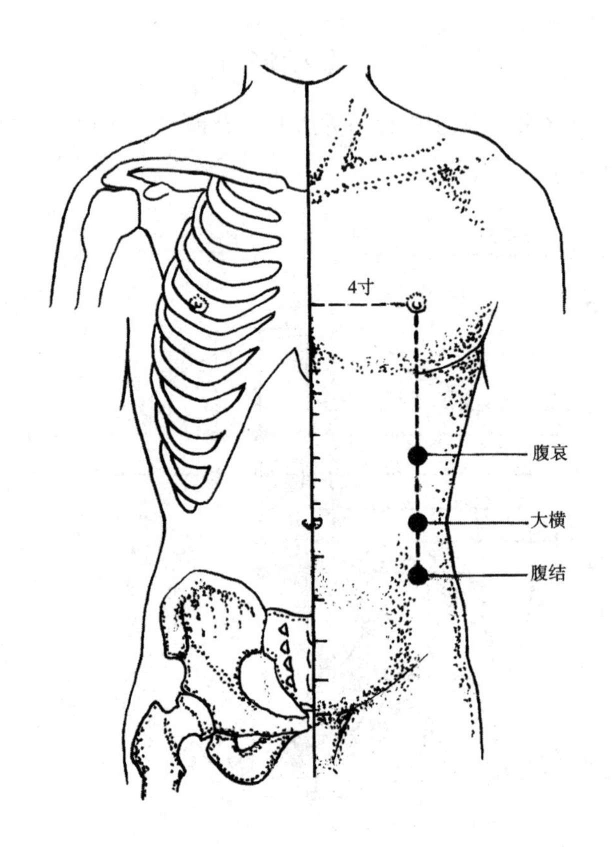

3. 英文名：Daheng　国际编码：SP15

4. 取穴方法：仰卧位；过乳头作一与前正中线平行的直线，沿脐中作一水平线，两线的交点，即为本穴。

5. 解剖：在腹外斜肌及腹横肌肌部；布有第 10 肋间动、静脉；分布有第 10 肋间神经。

6. 主治疾病：腹痛、腹泻、便秘等脾胃病证。

7. 配伍取穴：配天枢、中脘、足三里主治腹痛、腹泻；配四缝或足三里主治肠道寄生虫病。

8. 刺灸法：直刺 1 ～ 1.5 寸，治疗不完全性肠梗阻时可深刺 3 寸；可灸。

【胆俞】

1. 概述：所属足太阳膀胱经，为胆之背俞穴。在脊柱区，第 10 胸椎棘突下，后正中线旁开 1.5 寸。

2. 图示：

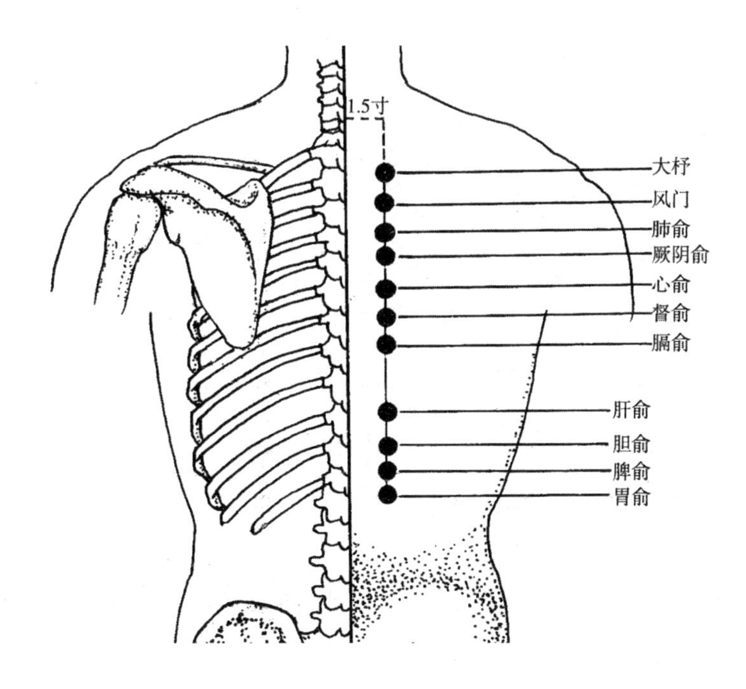

3. 英文名：Danshu　国际编码：BL19

4. 取穴方法：俯卧位或正坐位；下臂自然下垂时贴于胸侧壁时确定肩胛下角，两侧肩胛下角连线与后正中线相交处所在椎体为第 7 胸椎；再下推 3 个椎体即是第 10 胸椎棘突，在第 10 胸椎棘突下有一凹陷，此凹陷旁开两横指，即为本穴。

5. 解剖：在背阔肌、最长肌和髂肋肌之间；有第 10 肋间动、静脉后支；布有第 10、11 胸神经后支的皮支，深层为第 10、11 胸神经后支的肌支。

6. 主治疾病：黄疸、口苦、胁痛等肝胆病证；肺痨，潮热。

7. 配伍取穴：配日月治疗胁肋疼痛；配公孙、至阳、委中、神门、小肠俞治疗黄疸。

8. 刺灸法：斜刺 0.5 ～ 0.8 寸；可灸。

9. 治疗黄疸刺络拔罐效果佳。

【大椎】

1. 概述：所属督脉。在后正中线上，第 7 颈椎棘突下凹陷中。

2. 图示：

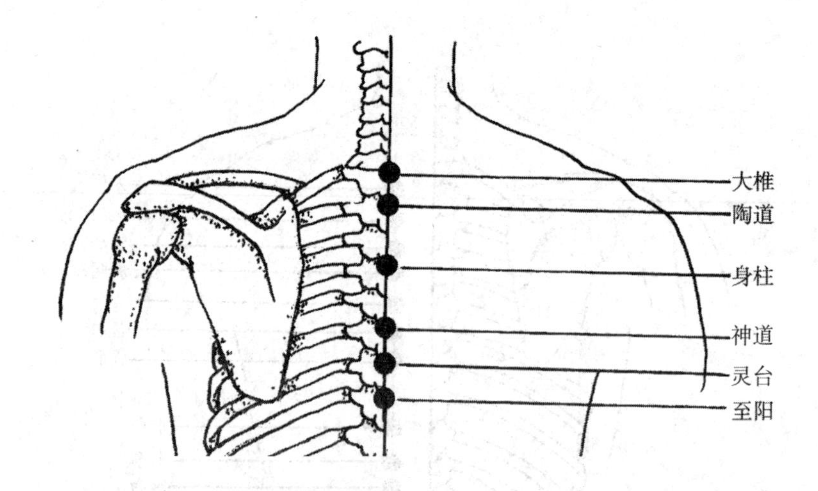

3. 英文名：Dazhui　国际编码：GV14

4. 取穴方法：取俯卧位或坐位低头；在后正中线上，可见颈背部交界处椎骨上有一高突；此高突能随颈部左右摆动而转动即是第 7 颈椎棘突，其下方有一凹陷，即为本穴。

5. 解剖：在腰背筋膜、棘上韧带及棘间韧带中；有颈横动脉分支和棘间皮下静脉丛；布有第 8 颈神经后支的内侧支；深部为脊髓。

6. 主治疾病：热病、疟疾、恶寒发热、咳嗽、气喘等外感病证；骨蒸潮热；癫狂痫证、小儿惊风等神志病；项强、脊痛；风疹、痤疮。

7. 配伍取穴：配曲池、列缺、风门主治感冒；配后溪、间使主治疟疾。

8. 刺灸法：向上斜刺 0.5 ～ 1 寸或点刺放血；可灸。

F

【府舍】

1. 概述：所属足太阴脾经。在下腹部，当脐中下 4.3 寸，距前中线 4 寸。

2. 图示：

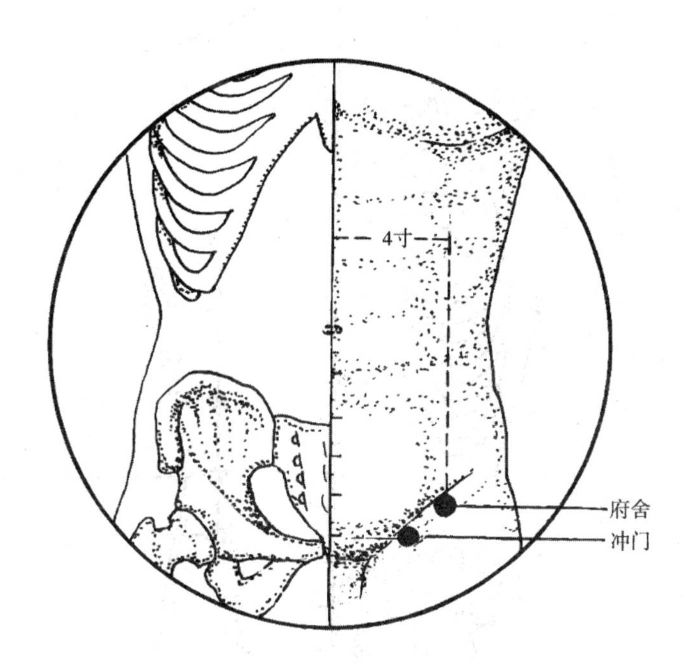

3. 英文名：Fushe　国际编码：SP13

4. 取穴方法：站立位或仰卧位；过冲门上 0.7 寸作一水平线，该水平线与乳中线的交点，即为本穴。

5. 解剖：在腹股沟韧带上方外侧，在腹外斜肌腱膜及腹内斜肌下部，深层为腹横肌下部；有腹壁浅动、静脉；分布有髂腹股沟神经。

6. 主治疾病：腹痛，积聚，疝气，腹水。

7. 刺灸法：直刺 1 ～ 1.5 寸；可灸。

8. 其他：我们发现此穴类同少阳交通内外气血津液，是治疗腹水要穴。

【腹结】

1. 概述：所属足太阴脾经。在下腹部，当脐中下 1.3 寸，距前中线 4 寸。

2. 图示：

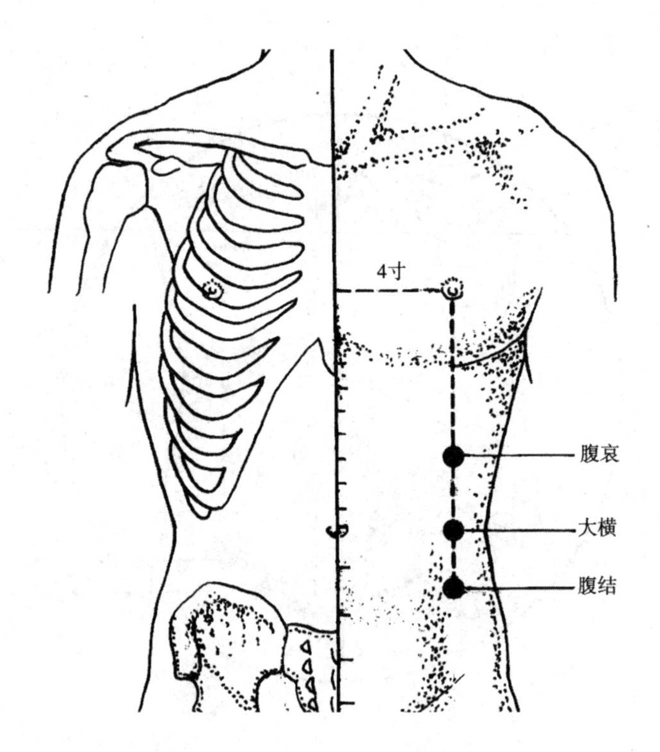

3. 英文名：Fujie　国际编码：SP14

4. 取穴方法：站立位或仰卧位；平脐，旁开中线 4 寸取大横穴，大横穴直下 1.3 寸即为本穴。

5. 解剖：在腹内、外斜肌及腹横肌肌部；有第 11 肋间动、静脉；分布有第 11 肋间神经。

6. 主治疾病：腹痛，便秘，泄泻；疝气。

7. 配伍取穴：配天枢、足三里主治腹痛、腹泻；配行间主治腹痛、胃痛。

8. 刺灸法：直刺 1 ～ 1.5 寸；可灸。

9. 治疗不完全性肠梗阻要深刺 3 寸。

【肺俞】

1. 概述：所属足太阳膀胱经，为肺之背俞穴。在脊柱区，第 3 胸椎棘突下，后正中线旁开 1.5 寸。

2. 图示：

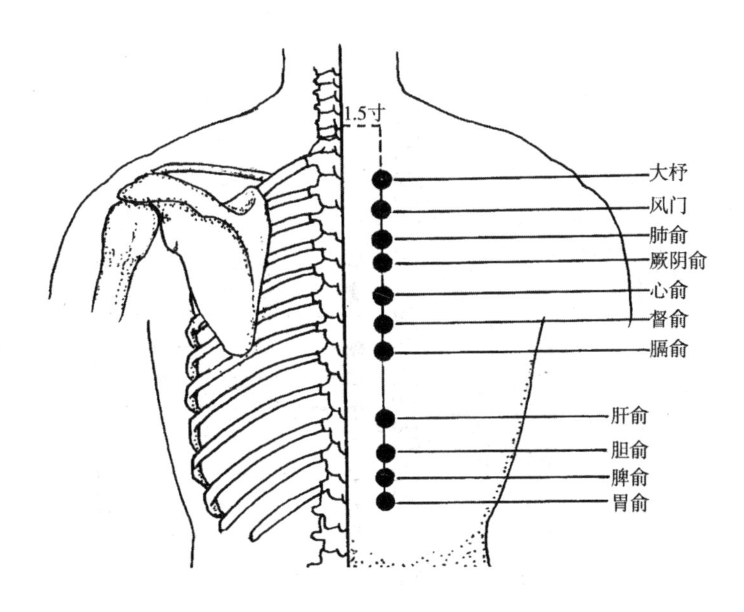

3. 英文名：Feishu　国际编码：BL13

4. 取穴方法：第 3 胸椎棘突下旁开 1.5 寸。

5. 解剖：有斜方肌、菱形肌，深层为最长肌；有第 3、4 肋间动、静脉后支；布有第 3、4 胸神经后支的内侧皮支，深层为第 3、4 胸神经后支的肌支。

6. 主治疾病：咳嗽、气喘、咯血等肺系病证；骨蒸潮热、盗汗等阴虚病证；瘙痒、瘾疹等皮肤病证。

7. 配伍取穴：配列缺、合谷、外关主治风寒咳嗽；配尺泽、曲池、大椎主治风热咳嗽；配肺俞、太渊、丰隆、合谷主治痰湿咳嗽。

8. 刺灸法：斜刺 0.5 ～ 0.8 寸；可灸。可用拇指用力按压。

G

【膈俞】

1. 概述：所属足太阳膀胱经，为八会穴之血会。在脊柱区，第 7 胸椎棘突下，后正中线旁开 1.5 寸。

2. 图示：

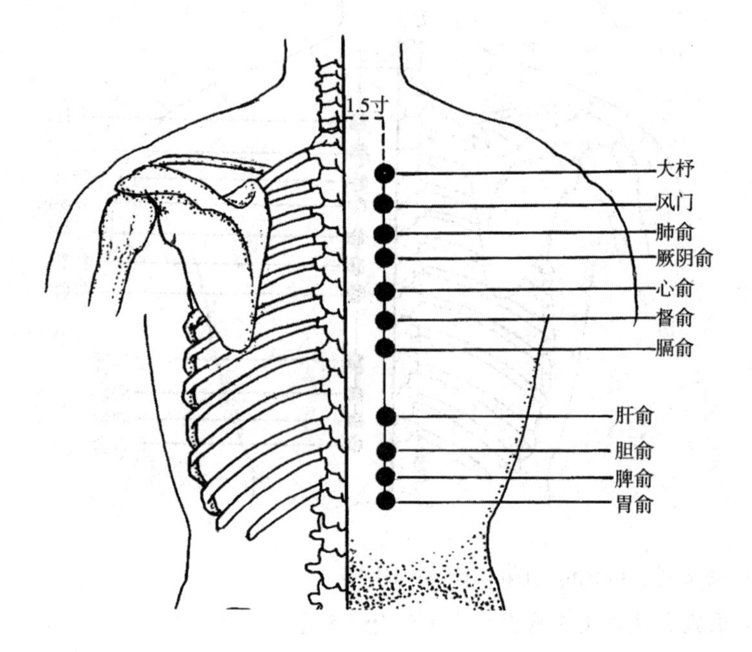

3. 英文名：Geshu　国际编码：BL17

4. 取穴方法：第 7 胸椎棘突下旁开 1.5 寸处。

5. 解剖：在斜方肌下缘，有背阔肌、最长肌；有第 7 肋间动、静脉后支；布有第 7、8 胸神经后支的内侧皮支，深层为第 7、8 胸神经后支的肌支。

6. 主治疾病：胃痛，呕吐，呃逆；气喘，咳嗽，吐血，潮热，盗汗；瘾疹，皮肤瘙痒；背痛，脊强。

7. 配伍取穴：配大椎、足三里主治血虚；配中脘、内关主治胃痛、呃逆；配肺俞、风门主治咳喘；配膏肓、脾俞、肾俞、命门升红细胞。

8. 刺灸法：斜刺 0.5 ～ 0.8 寸；可灸。升红细胞需艾灸。

【公孙】

1. 概述：所属足太阴脾经，为脾之络穴，八脉交会穴（通于冲脉）；在跖区，第 1 跖骨底的前下缘赤白肉际处。

2. 图示：

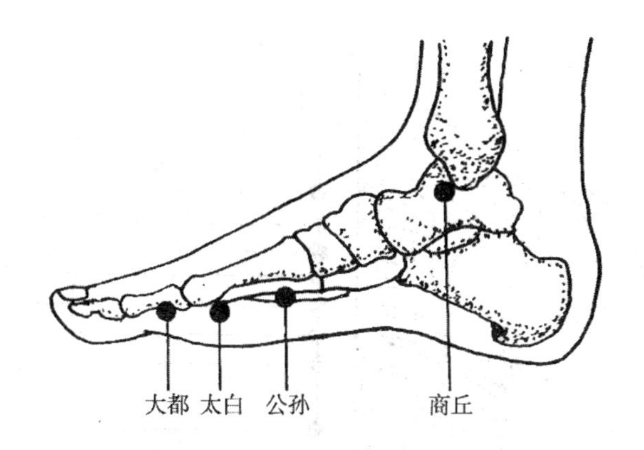

3. 英文名：Gongsun　国际编码：SP4

4. 取穴方法：太白后上一寸，赤白肉际处。

5. 解剖：在踇趾展肌中；有足背静脉网、足底内侧动脉及足跗内侧动脉分支；布有隐神经及腓浅神经分支。

6. 主治疾病：胃痛，呕吐，腹痛，腹胀，泄泻，痢疾；心痛，心烦，失眠，狂症；水肿，脚气。

7. 配伍取穴：配中脘、足三里主治胃脘胀痛；配丰隆、膻中主治呕吐、眩晕。

8. 刺灸法：直刺 0.5 ～ 1 寸；可灸。

9. 化疗恶心呕吐诸药诸针无效者加用公孙、太白、阴陵泉，效显。

【肝俞】

1. 概述：所属足太阳膀胱经，为肝之背俞穴。在脊柱区，第 9 胸椎棘突下，后正中线旁开 1.5 寸。

2. 图示：

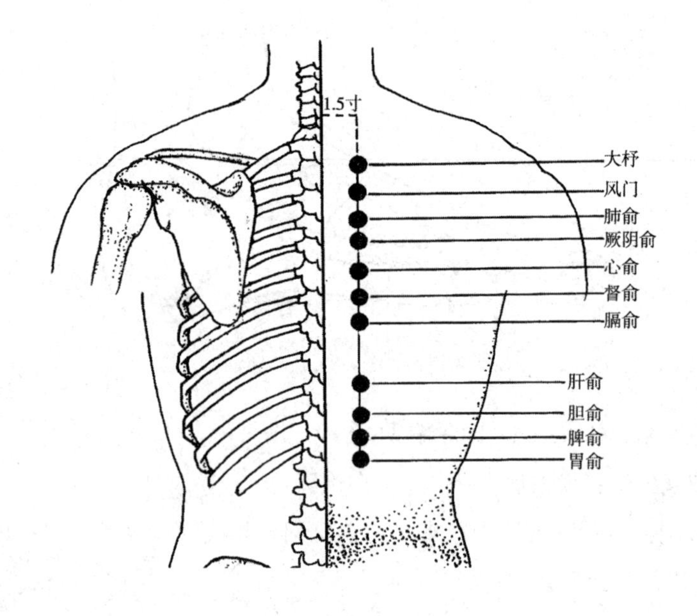

3. 英文名：Ganshu　国际编码：BL18

4. 取穴方法：第 9 胸椎棘突下旁开 1.5 寸处。

5. 解剖：在背阔肌、最长肌和髂肋肌之间；有第 9 肋间动、静脉后支；布有第 9、10 胸神经后支的皮支，深层为第 9、10 胸神经后支的肌支。

6. 主治疾病：胁痛、黄疸等肝胆病证；目赤、目视不明、目眩、夜盲、迎风流泪等目疾；癫狂痫；脊背痛。

7. 配伍取穴：配太冲主治胁肋疼痛；配至阳、胆俞治疗黄疸。

8. 刺灸法：斜刺 0.5 ～ 0.8 寸；可灸。

9. 肝俞、脾俞刺络拔罐可升血小板。

【关元】

1. 概述：所属任脉，为小肠之募穴。在下腹部，脐中下 3 寸，前正中线上。

2. 图示：

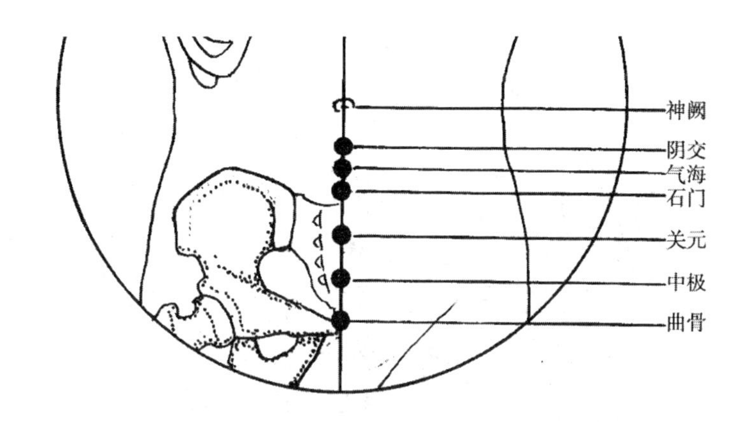

3. 英文名：Guanyuan　国际编码：CV4

4. 取穴方法：将脐中与耻骨联合上缘中点的连线平分为五等分，该连线的上 3/5 与下 2/5 交点处即为本穴。

5. 解剖：在腹白线上，有腹壁浅动、静脉分支和腹壁下动、静脉分支；布有第 12 肋间神经前皮支的内侧支；深部为小肠。

6. 主治疾病：虚劳羸瘦，中风脱证，眩晕；月经不调，带下，阴痛，阴痒，阴挺，痛经，经闭，遗精，阳痿，早泄；遗尿，癃闭；腹痛，泄泻，痢疾。

7. 配伍取穴：配中极、百会、三阴交主治遗尿；配肾俞、气海主治肾虚尿频；配肾俞、足三里、三阴交主治男子不育；配肾俞、太溪主治久痢；升白细胞，艾灸配中脘、气海。

8. 刺灸法：直刺 1 ～ 1.5 寸，需排尿后进行针刺；可灸，升高白细胞需灸。孕妇慎用。

【归来】

1. 概述：所属足阳明胃经。在下腹部，脐中下 4 寸，前正中线旁开 2 寸。

2. 图示：

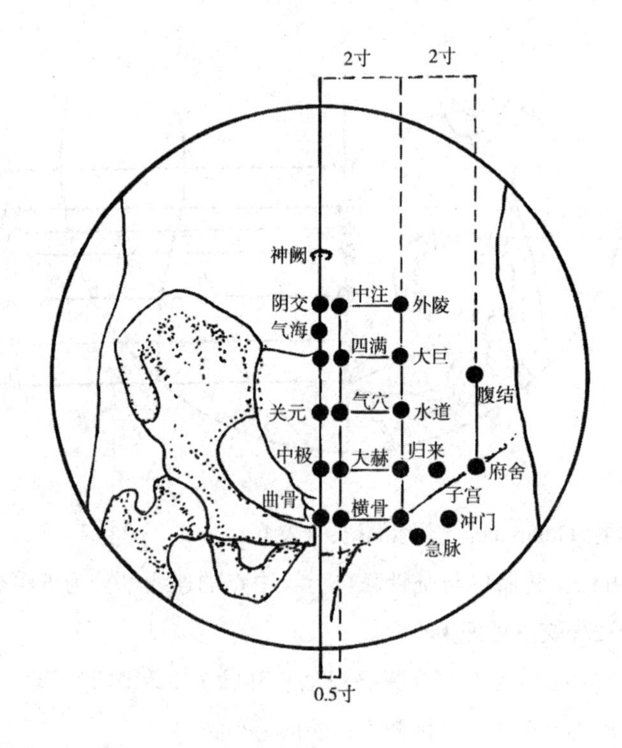

3. 英文名：Guilai　国际编码：ST29

4. 取穴方法：仰卧位；将脐中与耻骨联合上缘中点的连线平分为五等分；从该连线的下 1/5 与上 4/5 交点处作一水平线，其与乳中线的交点，即为本穴。

5. 解剖：在腹直肌外缘，有腹内斜肌，腹横肌腱膜；外侧有腹壁下动、静脉；布有髂腹下神经。

6. 主治疾病：小腹痛，疝气，腹水；月经不调、带下、阴挺等妇科病证。

7. 配伍取穴：配太冲治疗疝气偏坠；配关元、三阴交治疗月经不调；配中极、府舍、水道、关元等治疗腹水。

8. 刺灸法：直刺 1 ～ 1.5 寸；可灸；孕妇禁针。

【膏肓】

1. 概述：所属足太阳膀胱经。在脊柱区，第 4 胸椎棘突下，后正中线旁开 3 寸。

2. 图示：

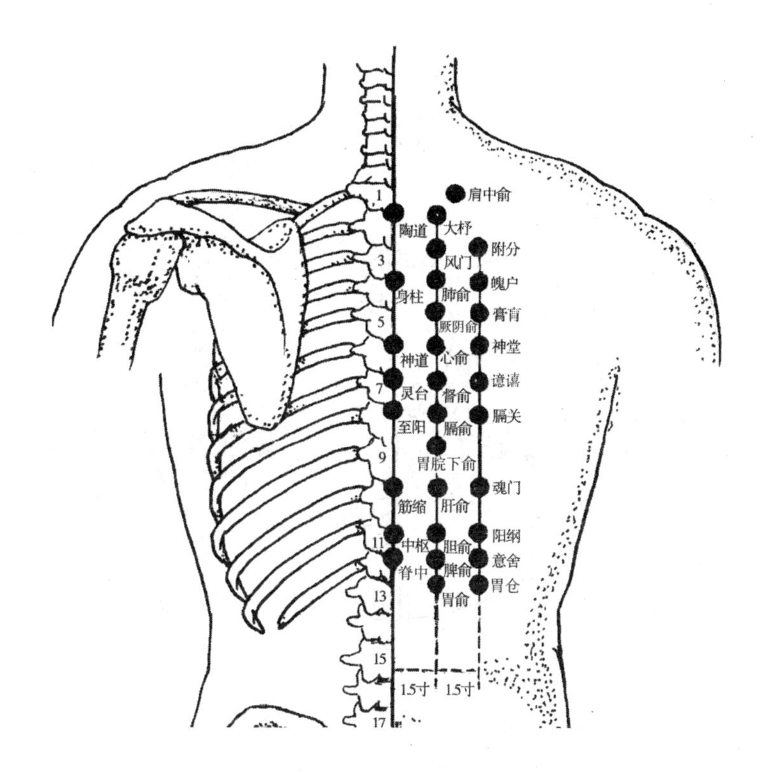

3. 英文名：Gaohuang　国际编码：BL43

4. 取穴方法：第 4 胸椎棘突下旁开 3 寸。

5. 解剖：在肩胛骨脊柱缘，有斜方肌、菱形肌，深层为髂肋肌；有第 4 肋间动、静脉背侧支及颈横动脉降支；布有第 4、5 胸神经后支。

6. 主治疾病：咳嗽、气喘、肺痨等肺系虚损病证；健忘、遗精、盗汗、羸瘦等虚劳诸症；肩胛痛。

7. 配伍取穴：配肺俞主治久咳；配肩井主治肩背痛；配百劳主治虚劳；配膈俞、脾俞、肾俞、命门升红细胞。

8. 刺灸法：斜刺 0.5 ～ 0.8 寸；此穴多用灸法，每次 7 ～ 15 壮，或温灸 15 ～ 30 分钟。

H

【环跳】

1. 概述：所属足少阳胆经。在臀区，股骨大转子最凸点与骶管裂孔连线的外 1/3 与内 2/3 交点处。

2. 图示：

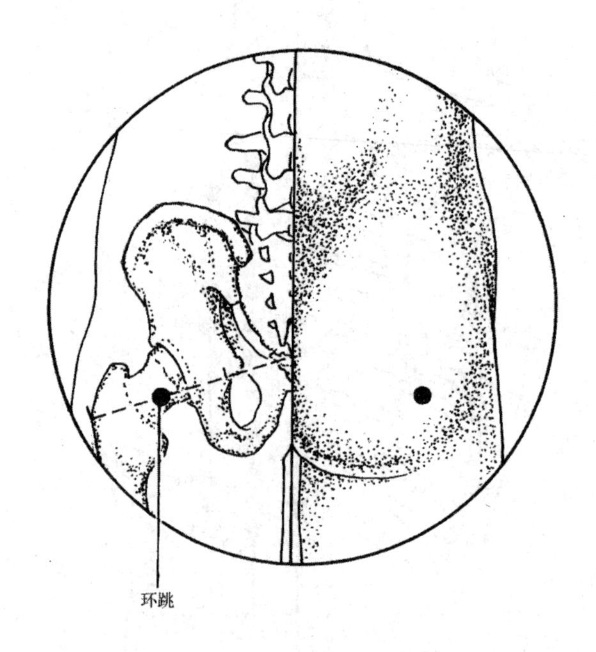

3. 英文名：Huantiao　国际编码：GB30

4. 取穴方法：侧卧屈股，在股骨大转子最高点与骶骨裂孔的连线上，当外 1/3 与中 1/3 的交点处，微屈掌，小指掌关节按在股骨大转子顶端，下按，当拇指尖到达处，即为本穴。

5. 解剖：在臀大肌、梨状肌下缘；内侧为臀下动、静脉；布有臀下皮神经、臀下神经，深部正当坐骨神经。

6. 主治疾病：腰胯疼痛、下肢痿痹、半身不遂等腰腿疾患以及癌因性疲劳。

7. 配伍取穴：配殷门、阳陵泉、委中、昆仑主治下肢痿痛；配风池、曲池主治风疹。

8. 刺灸法：直刺 2 ～ 3 寸；可灸。

【横骨】

1. 概述：所属足少阴肾经。在下腹部，脐中下 5 寸，前正中线旁开 0.5 寸。

2. 图示：

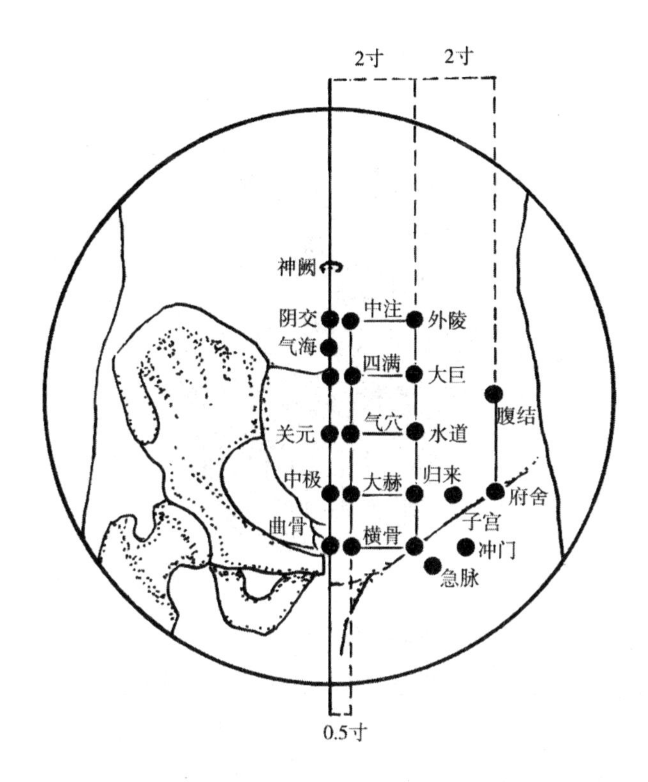

3. 英文名：Henggu　国际编码：KI11

4. 取穴方法：耻骨联合上缘中点旁开 0.5 寸，即为本穴。

5. 解剖：有腹内、外斜肌腱膜，腹横肌腱膜和腹直肌；有腹壁下动、静脉及阴部外动脉；布有髂腹下神经分支。

6. 主治疾病：少腹胀痛；小便不利、遗尿、遗精、阳痿等泌尿生殖系疾患；疝气；直肠癌。

7. 配伍取穴：配大都主治腹痛，配气街、会阴、长强、八髎治疗直肠癌。

8. 刺灸法：直刺 1 ～ 1.5 寸；可灸。

J

【金津】

1. 概述：属经外奇穴。在口腔内，舌系带左侧的静脉上。

2. 图示：

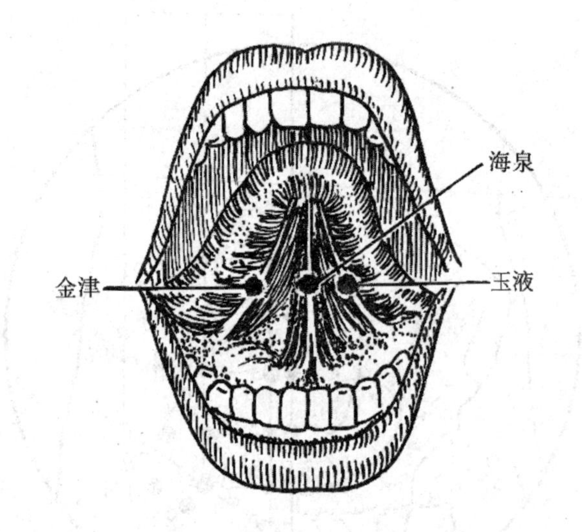

3. 英文名：Jinjin　国际编码：EX–HN12

4. 取穴方法：正坐或仰卧位，张口；将舌向上卷至后方，舌系带左侧的经脉青筋隐约处，即为本穴。

5. 解剖：布有下颌神经的颌神经，舌下神经和面神经鼓索的神经纤维及舌动脉的分支舌深动脉，舌静脉的属支舌深静脉。

6. 主治疾病：舌强，舌肿，口疮，口干，胃胀，进食哽噎，喉痹，失语；消渴，呕吐，腹泻。

7. 配伍取穴：配廉泉、哑门主治中风舌强、语言謇塞；配承浆主治消渴病；配廉泉主治放疗引起的口干口黏。

8. 刺灸法：点刺出血效佳。

【极泉】

1. 概述：所属手少阴心经。在腋区，腋窝中央，腋动脉搏动处。

2. 图示：

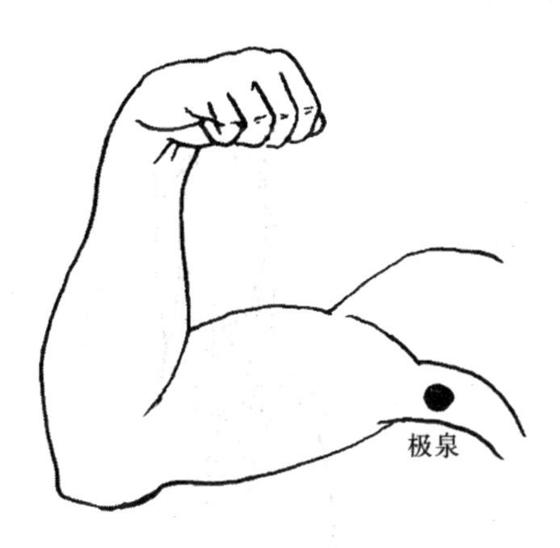

3. 英文名：Jiquan　国际编码：HT1

4. 取穴方法：上臂外展，在腋窝顶点，可触摸到动脉搏动处，按压有酸胀感，即为本穴。

5. 解剖：在胸大肌的外下缘，深层为喙肱肌；外侧为腋动脉；布有尺神经、正中神经、前臂内侧皮神经及臂内侧皮神经。

6. 主治疾病：心痛、心悸；胸闷、气短、胁肋疼痛；肘臂冷痛，上肢不遂；乳腺癌术后上肢肿胀。

7. 配伍取穴：配神门、内关主治心痛、心悸。

8. 刺灸法：避开腋动脉，直刺 0.2 ～ 0.3 寸；可灸。

9. 乳腺癌术后上肢水肿可用毫韧针松解局部结节。治疗室上性心动过速可用力按压极泉穴。

K

【孔最】

1. 概述：所属手太阴肺经，为肺经之郄穴。在前臂前区，腕掌侧远端横纹上 7 寸，尺泽与太渊连线上。

2. 图示：

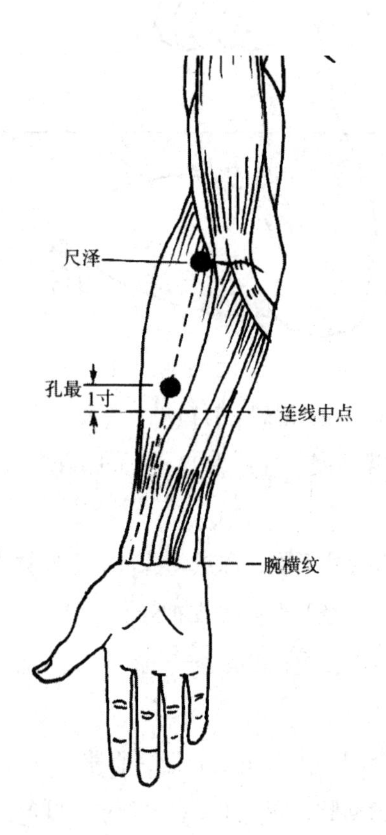

3. 英文名：Kongzui　国际编码：LU6

4. 取穴方法：掌后第 1 横纹上 7 寸，在桡骨尺侧边。

5. 解剖：有肱桡肌及旋前圆肌，在桡侧腕长、短伸肌及肱桡肌内缘；有头静脉，桡动、静脉；布有前臂外侧皮神经、桡神经浅支。

6. 主治疾病：鼻衄、咯血、咳嗽、气喘、咽喉肿痛等肺系病证；肘臂挛痛。

7. 配伍取穴：配肺俞、风门主治咳嗽、气喘；配少商主治咽喉肿痛。

8. 刺灸法：直刺 0.5 ～ 0.8 寸；可灸。

9. 孔最穴注射血凝酶可治疗肺癌咯血。

L

【劳宫】

1. 概述：所属手厥阴心包经，为心包经之荥穴。在掌区，横平第 3 掌指关节近端，第 2、3 掌骨之间偏于第 3 掌骨。

2. 图示：

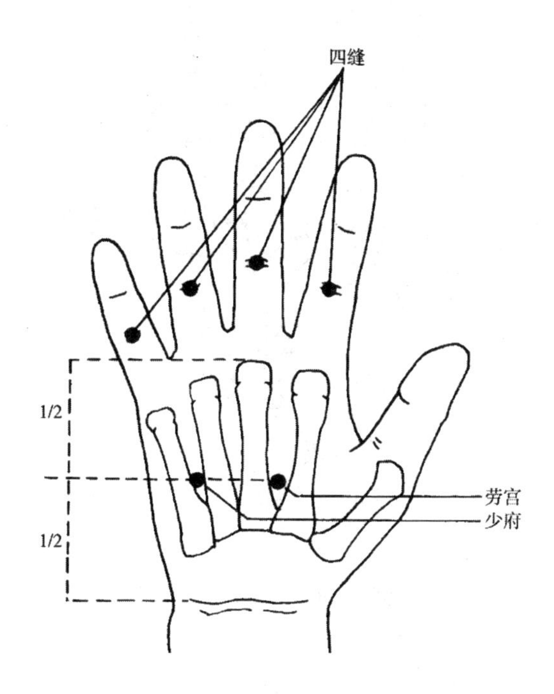

3. 英文名：Laogong　国际编码：PC8

4. 取穴方法：第 2、3 掌指关节后，第 3 掌骨桡侧边（简便取穴法：握拳，中指尖下即为本穴）。

5. 解剖：在第 2、3 掌骨间，下为掌腱膜，第 2 蚓状肌及指浅、深屈肌腱，深层为拇指内收肌横头的起点，有骨间肌；有指掌侧总动脉；布有正中神经的第 2 指掌侧总神经。

6. 主治疾病：中风昏迷、中暑等急症；心痛、烦闷、癫狂痫等心与神志病证；口疮、口臭；鹅掌风；化疗后手足综合征。

7. 配伍取穴：配水沟、十宣、曲泽、委中治疗中暑昏迷。

8. 刺灸法：直刺 0.3 ～ 0.5 寸；可灸。

9. 化疗后手足综合征需灸。

M

【命门】

1. 概述：所属督脉。在脊柱区，第 2 腰椎棘突下凹陷中，后正中线上。

2. 图示：

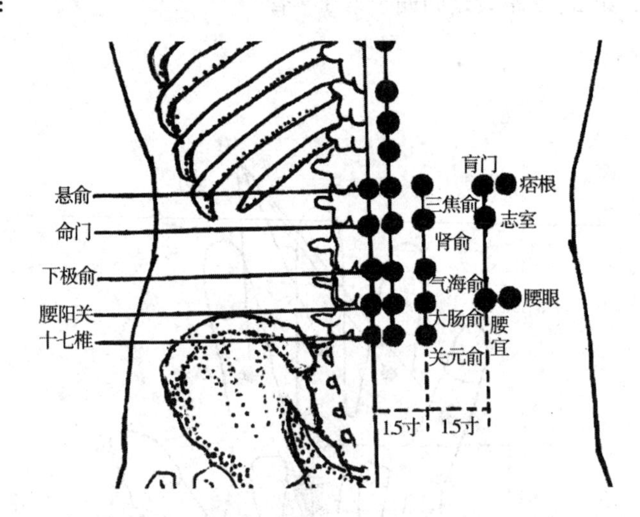

3. 英文名：Mingmen　国际编码：GV4

4. 取穴方法：正坐或俯卧位；过脐中水平绕腹一周，与后正中线交点凹陷处，即为本穴。

5. 解剖：在腰背筋膜、棘上韧带及棘间韧带中；有腰动脉后支和棘间皮下静脉丛；布有腰神经后支的内侧支。

6. 主治疾病：虚劳腰痛，下肢痿痹；遗精，阳痿，早泄，赤白带下，月经不调，遗尿，尿频；泄泻；痫证；贫血。

7. 配伍取穴：配肾俞主治肾虚尿多、腰酸背痛；配肾俞、气海、然谷主治阳痿、早泄、滑精；配天枢、气海、关元主治肾泄、五更泻；灸命门、百会、关元主治遗尿；配合膏肓、膈俞、脾俞、肾俞艾灸治疗贫血。

8. 刺灸法：直刺 0.5 ～ 1 寸；可灸。

9. 命门穴是重要补穴，此穴艾灸不易虚火上炎。

N

【内关】

1. 概述：所属手厥阴心包经，为心包经之络穴，八脉交会穴（通于阴维脉）。在前臂前区，腕掌侧远端横纹上 2 寸，掌长肌腱与桡侧腕屈肌腱之间。

2. 图示：

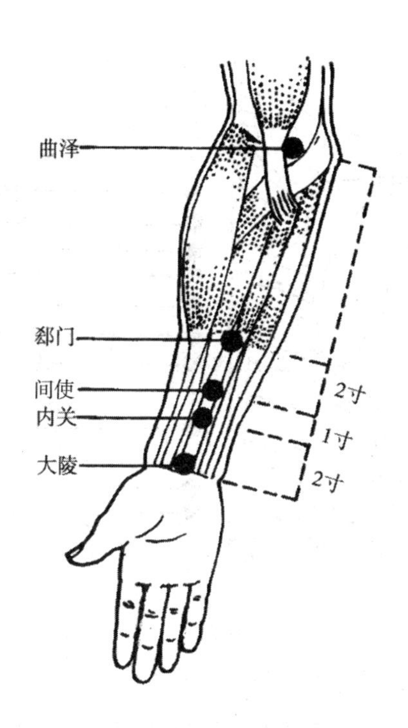

3. 英文名：Neiguan　国际编码：PC6

4. 取穴方法：掌后第 1 横纹上 2 寸，两筋之间。

5. 解剖：在桡侧腕屈肌腱与掌长肌腱之间，浅部有指浅屈肌，深部有指深屈肌；有前臂正中动、静脉，深部为前臂掌侧骨间动、静脉；布有前臂内侧皮神经，其下为正中神经，深层有前臂掌侧骨间神经。

6. 主治疾病：心胸痛，心悸；胃痛，恶心，呕吐，呃逆；失眠，癫狂，痫证；头痛，眩晕，中风；肘臂挛痛。

7. 配伍取穴：配大陵、神门主治失眠；配郄门主治心痛；配足三里、中脘、神门主治胃痛、吐泻、化疗胃肠道副反应。

8. 刺灸法：直刺 0.5 ～ 1 寸；可灸。

P

【脾俞】

1. 概述：所属足太阳膀胱经，为脾之背俞穴。在脊柱区，第 11 胸椎棘突下，后正中线旁开 1.5 寸。

2. 图示：

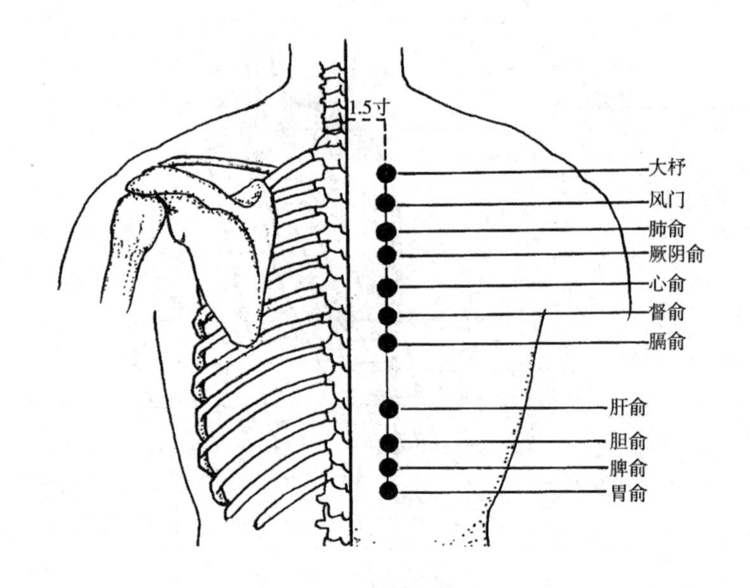

3. 英文名：Pishu　国际编码：BL20

4. 取穴方法：第 11 胸椎棘突下，旁开 1.5 寸。

5. 解剖：在背阔肌、最长肌和髂肋肌之间；有第 11 肋间动、静脉后支；布有第 11、12 胸神经后支的皮支，深层为第 11、12 胸神经后支的肌支。

6. 主治疾病：腹胀、纳呆、呕吐、腹泻、痢疾、便血、水肿、黄疸等脾胃肠腑病证；多食善饥，身体消瘦；背痛。

7. 配伍取穴：配中脘、三阴交、足三里主治呕吐；配胃俞、中脘、章门、足三里、关元俞主治泄泻；配肾俞、三阴交主治消渴；刺络拔罐配肝俞、胆俞治疗黄疸、胃瘫等。

8. 刺灸法：斜刺 0.5 ～ 0.8 寸；可灸。

9. 脾俞、肝俞刺络拔罐可升血小板。

Q

【气海】

1. 概述：所属任脉。在下腹部，脐中下 1.5 寸，前正中线上。

2. 图示：

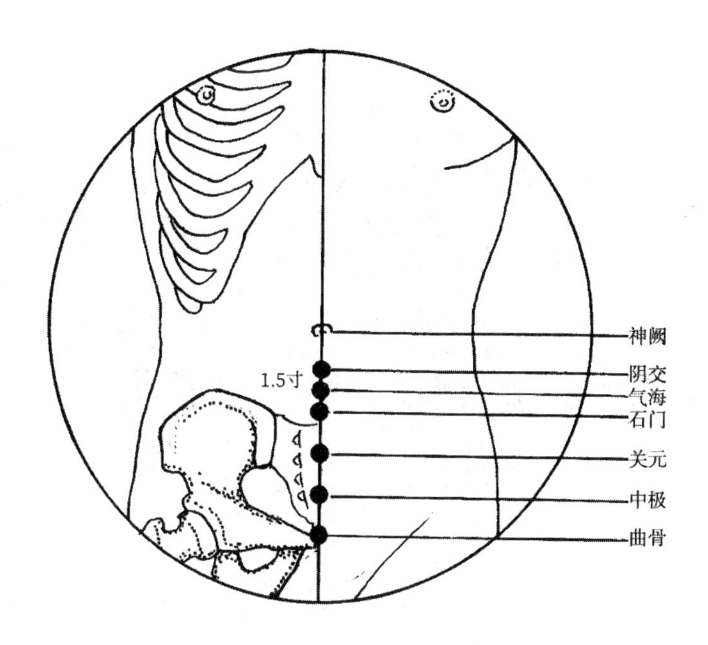

3. 英文名：Qihai　国际编码：CV6

4. 取穴方法：仰卧位或正坐位，脐中下 1.5 寸，前正中线上。

5. 解剖：在腹白线上，有腹壁浅动、静脉分支和腹壁下动、静脉分支；布有第 11 肋间神经前皮支的内侧支；深部为小肠。

6. 主治疾病：中风脱证，虚劳羸瘦；遗精，阳痿，疝气，月经不调，经闭，痛经，崩漏，带下，遗尿，小便不利；腹痛，胀满，鼓胀，水肿，泄泻，便秘。

7. 配伍取穴：配关元、足三里主治中气下陷；配天枢、上巨虚主治急性痢疾；配膻中、太渊主治气短。艾灸配合中脘、关元升高白细胞。

8. 刺灸法：直刺 1 ～ 1.5 寸；可灸。

9. 气海穴艾灸可治疗气虚喘憋，不容忽视。

【期门】

1. 概述：所属足厥阴肝经，为肝之募穴。在胸部，第 6 肋间隙，前正中线旁开 4 寸。

2. 图示：

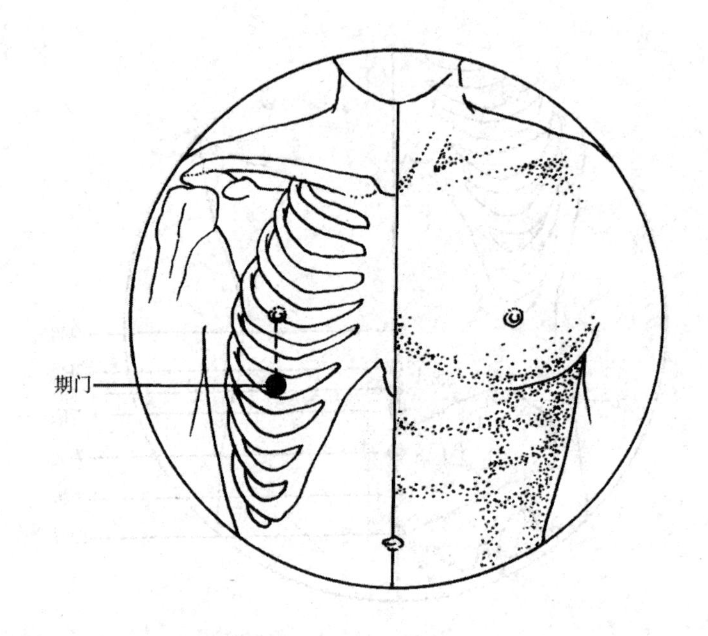

3. 英文名：Qimen　国际编码：LR14

4. 取穴方法：坐位或仰卧位；自乳头垂直向下推 2 个肋间隙，即为本穴。

5. 解剖：在腹内外斜肌腱膜中，有肋间肌；有肋间动、静脉；布有第 6、7 肋间神经。深部右侧当肝脏，左侧当脾脏。

6. 主治疾病：胸胁胀痛、呕吐、吞酸、呃逆、腹胀、腹泻等肝胃病证；郁病，奔豚气；乳痈；胸水。

7. 配伍取穴：配肝俞、膈俞主治胸胁胀痛；配阳陵泉、中封主治黄疸；配合云门、章门、京门、水道、归来、中极、关元主治胸水。

8. 刺灸法：斜刺或平刺 0.5 ～ 0.8 寸，不可深刺，以免伤及内脏；可灸。

9. 期门穴是治疗胸腹部气滞要穴，是肿瘤科常用穴位。

S

【肾俞】

1. 概述：所属足太阳膀胱经，为肾之背俞穴。在脊柱区，第 2 腰椎棘突下，后正中线旁开 1.5 寸。

2. 图示：

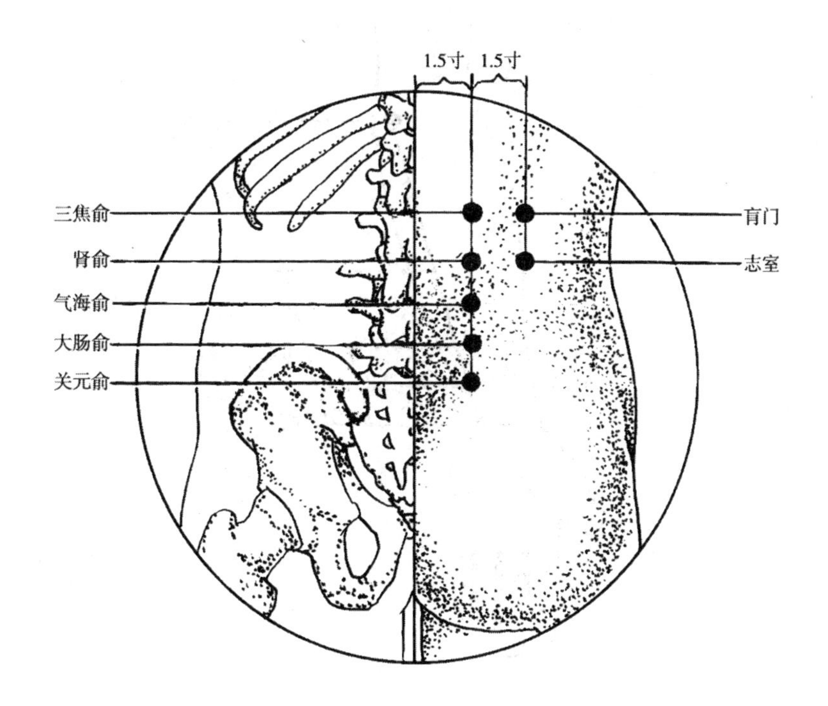

3. 英文名：Shenshu　国际编码：BL23

4. 取穴方法：第 2 腰椎棘突下旁开 1.5 寸。

5. 解剖：在腰背筋膜、最长肌和髂肋肌之间；有第 2 腰动、静脉后支；布有第 2、3 腰神经后支的外侧皮支，深层为第 2、3 腰神经后支的肌支。

6. 主治疾病：腰膝酸痛，头昏，耳鸣，耳聋；遗精，阳痿，遗尿，小便频数；月经不调，白带异常，小便不利，水肿；咳喘少气；贫血。

7. 配伍取穴：配关元、三阴交、太溪主治月经不调；配中脘、天枢、足三里主治五更泄泻；配委中、太溪主治腰痛；艾灸配合膏肓、脾俞、膈俞、命门治疗贫血。

8. 刺灸法：直刺 0.8 ～ 1 寸；可灸。

【神门】

1. 概述：所属手少阴心经，为心经之输穴、原穴。在腕前区，腕掌侧远端横纹尺侧端，尺侧腕屈肌腱的桡侧缘。

2. 图示：

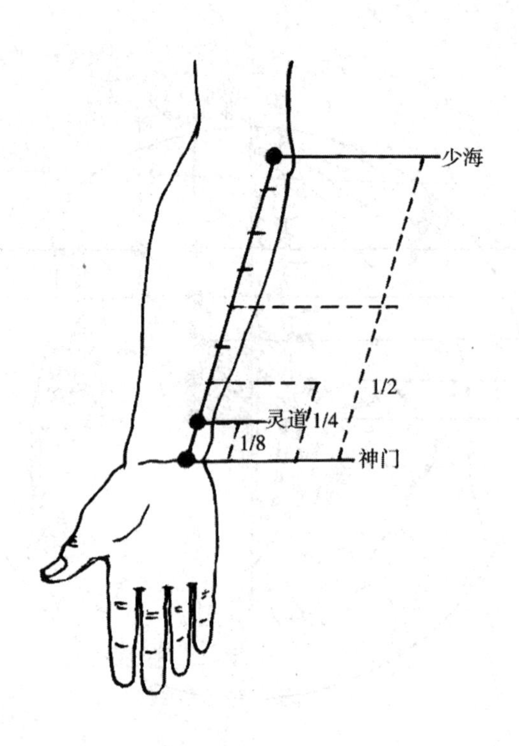

3. 英文名：Shenmen　国际编码：HT7

4. 取穴方法：豌豆骨的桡侧，掌后第 1 横纹上，尺侧腕屈肌腱的桡侧缘。

5. 解剖：在尺侧腕屈肌腱的桡侧缘，深层为指深屈肌；有尺动脉通过；布有前臂内侧皮神经，尺侧为尺神经。

6. 主治疾病：心痛、心烦、惊悸、怔忡、健忘、失眠、痴呆、癫狂痫等心与神志病证；高血压；胸胁痛。

7. 配伍取穴：配大椎、丰隆主治癫狂；配支正主治健忘、失眠、无脉症；配合中脘、关元、内关、足三里治疗放化疗恶心呕吐。

8. 刺灸法：直刺 0.3 ～ 0.5 寸。

9. 化疗呕吐时加神门可增强止吐作用。

【神阙】

1. 概述：所属任脉。在脐区，脐中央。

2. 图示：

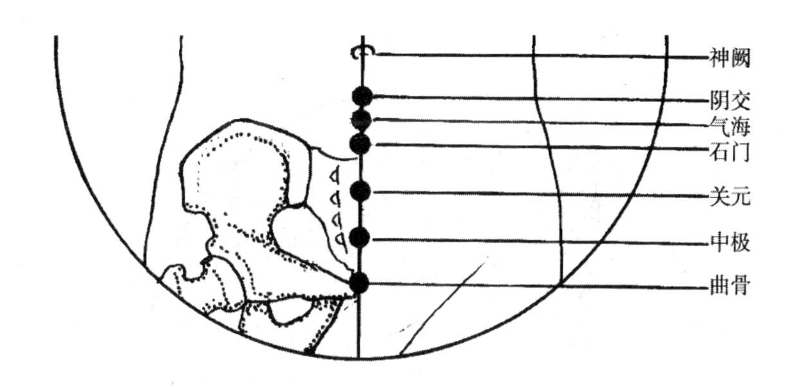

3. 英文名：Shenque　国际编码：CV8

4. 取穴方法：肚脐中央，即为本穴。

5. 解剖：在脐窝正中；有腹壁下动、静脉；布有第 10 肋间神经前皮支的内侧支；深部为小肠。

6. 主治疾病：中风脱证，尸厥，风痫；腹痛，久泻，脱肛；水肿，偏身汗出，荨麻疹；腹水；便秘；化疗脑。

7. 配伍取穴：配关元主治久泻不止、肠鸣腹痛；配重灸关元主治中风脱证；配艾灸中脘治疗化疗脑；配重灸关元可升压，治疗休克。

8. 刺灸法：宜灸。

【水道】

1. 概述：所属足阳明胃经。在下腹部，脐中下 3 寸，前正中线旁开 2 寸。

2. 图示：

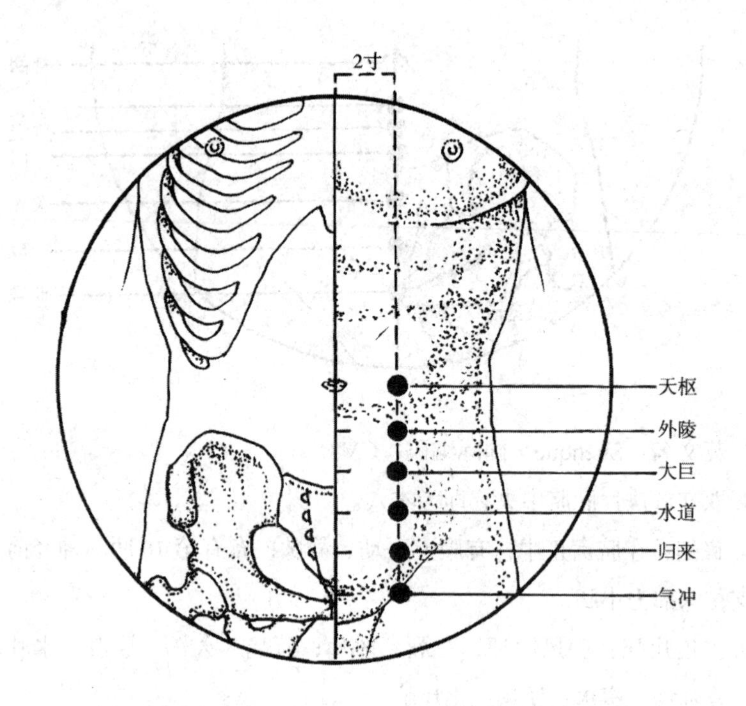

3. 英文名：Shuidao　国际编码：ST28

4. 取穴方法：下腹部，脐中下 3 寸，前正中线旁开 2 寸。

5. 解剖：当腹直肌及其鞘处；有第 12 肋间动、静脉分支，外侧为腹壁下动、静脉；分布有肋下神经；深部有小肠。

6. 主治疾病：小腹胀满；小便不利等水液输布排泄失常性病证；疝气；痛经、不孕等妇科病证。

7. 配伍取穴：配中极、三阴交等主治水液排泄失常性病证。

8. 刺灸法：直刺 1 ～ 1.5 寸；可灸。

【石门】

1. 概述：所属任脉，为三焦之募穴。在下腹部，脐中下 2 寸，前正中线上。

2. 图示：

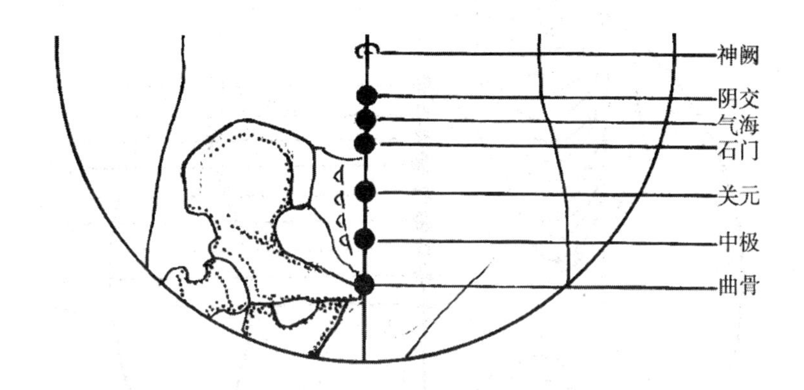

3. 英文名：Shimen　国际编码：CV5

4. 取穴方法：在下腹部，脐中下 2 寸，前正中线上。

5. 解剖：在腹白线上，有腹壁浅动、静脉分支和腹壁下动、静脉分支；布有第 11 肋间神经前皮支的内侧支；深部为小肠。

6. 主治疾病：腹胀、腹泻、痢疾、绕脐疼痛等肠腑病证；奔豚气，疝气；水肿，小便不利；遗精、阳痿等男科病；经闭、带下、崩漏、产后恶露不尽等妇科病证。

7. 配伍取穴：配三焦俞、中极、水道主治腹胀、腹水、癃闭；配气海、三阴交主治崩漏。

8. 刺灸法：直刺 1 ～ 1.5 寸；可灸；未婚女性禁刺。

9. 如药灸神阙穴治疗腹水不佳，可加石门穴。

【水分】

1. 概述：所属任脉。在上腹部，脐中上 1 寸，前正中线上。

2. 图示：

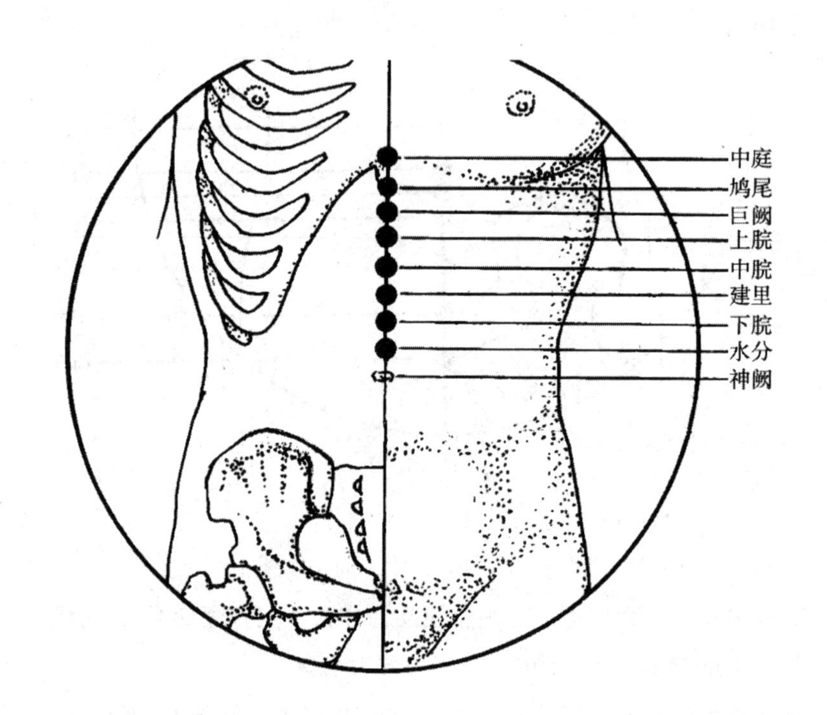

3. 英文名：Shuifen　国际编码：CV9

4. 取穴方法：在上腹部，脐中上 1 寸，前正中线上。

5. 解剖：在腹白线上，有腹壁下动、静脉；布有第 8、9 肋间神经前皮支的内侧支；深部为小肠。

6. 主治疾病：水肿、小便不利等水液输布失常病证；腹痛、腹泻、反胃吐食、便秘等胃肠病证。

7. 配伍取穴：配三阴交、脾俞主治脾虚水肿；配合中脘治疗腹泻、便秘。

8. 刺灸法：直刺 0.5 ～ 1 寸；水病多用灸法。

9. 水分穴是分清泌浊要穴，类似四君子汤。

【十宣】

1. 概述：属经外奇穴。在手指，十指尖端，距指甲游离缘 0.1 寸，左右共 10 穴。

2. 图示：

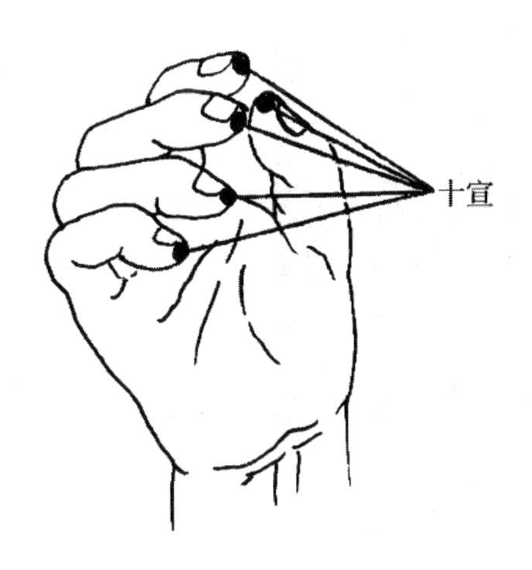

3. 英文名：Shixuan　国际编码：EX–UE11

4. 取穴方法：仰掌，十指微屈。在手十指尖端，距指甲游离缘 0.1 寸，即为本穴。

5. 解剖：有指掌侧固有神经（桡侧 3 个半手指由正中神经发出，尺侧 1 个半手指由尺神经发出）和掌侧固有动、静脉分布。

6. 主治疾病：昏迷；癫痫；高热，咽喉肿痛；手指麻木。

7. 配伍取穴：配十二井穴主治中风闭证；配大椎、耳尖主治高热和中暑；配合艾灸劳宫穴治疗化疗手足综合征。

8. 刺灸法：浅刺 0.1 ～ 0.2 寸；或点刺出血。

【身柱】

1. 概述：所属督脉。在脊柱区，第 3 胸椎棘突下凹陷中，后正中线上。

2. 图示：

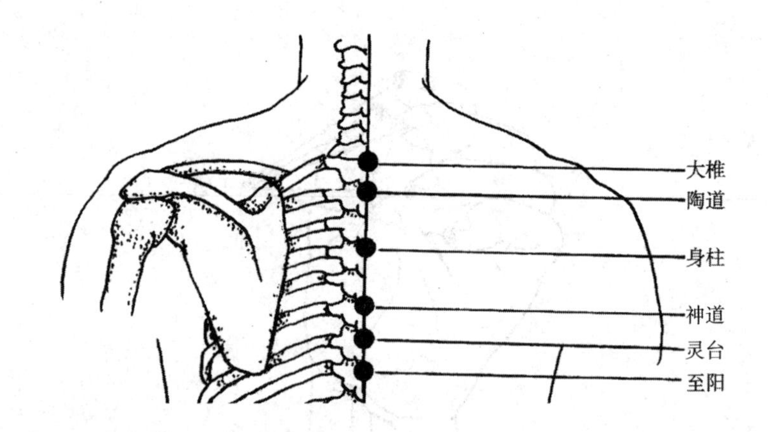

3. 英文名：Shenzhu　国际编码：GV12

4. 取穴方法：在脊柱区，第 3 胸椎棘突下凹陷中，后正中线上。

5. 解剖：在腰背筋膜、棘上韧带及棘间韧带中；有第 3 肋间动脉后支和棘间皮下静脉丛；布有第 3 胸神经后支的内侧支；深部为脊髓。

6. 主治疾病：身热、头痛、咳嗽、气喘等外感病证；惊厥、癫狂痫等神志病；腰脊强痛；疔疮发背。

7. 配伍取穴：配心俞主治小儿风痫；配少海主治心悸、多梦。

8. 刺灸法：向上斜刺 0.5 ～ 1 寸；可灸。

9. 其他：此穴与胸腺对应，艾灸可提升 T 淋巴细胞、肥大细胞，迅速恢复肿瘤患者免疫功能。

T

【天枢】

1. 概述：所属足阳明胃经，为大肠之募穴。在腹部，横平脐中，前正中线旁开 2 寸。

2. 图示：

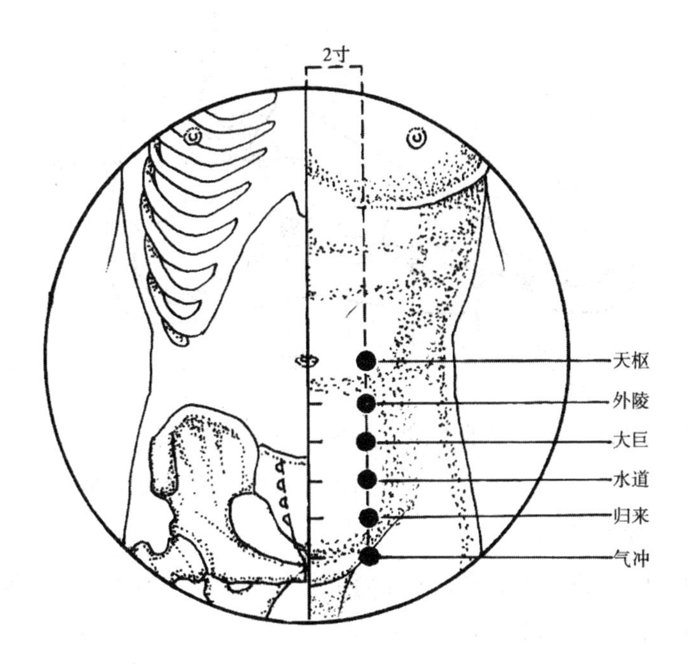

3. 英文名：Tianshu　国际编码：ST25

4. 取穴方法：在腹部，横平脐中，前正中线旁开 2 寸。

5. 解剖：当腹直肌及其鞘处；有第 10 肋间动、静脉分支及腹壁下动、静脉分支；布有第 10 肋间神经分支；深部为小肠。

6. 主治疾病：腹痛、腹胀、便秘、腹泻、痢疾等胃肠病证；月经不调、痛经等妇科病证。

7. 配伍取穴：配足三里主治消化不良、腹泻；配足三里、大肠俞主治肠麻痹、便秘。

8. 刺灸法：直刺 1 ～ 1.5 寸；可灸。

【太白】

1. 概述：所属足太阴脾经，为脾经之原穴、输穴。在跖区，第 1 跖趾关节近端赤白肉际凹陷中。

2. 图示：

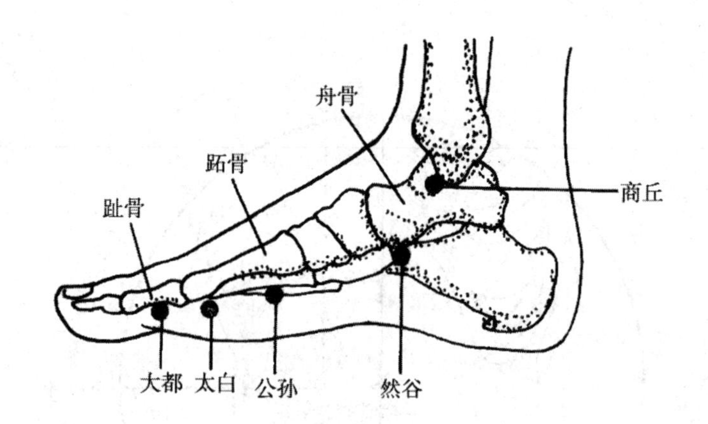

3. 英文名：Taibai　国际编码：SP3

4. 取穴方法：在第 1 跖趾关节后下方掌背交界处可触及一凹陷，按压有酸胀感，即为本穴。

5. 解剖：在䠴趾展肌中；有足背静脉网，足底内侧动脉及足跗内侧动脉分支；布有隐神经及腓浅神经分支。

6. 主治疾病：肠鸣、腹胀、腹泻、胃痛、便秘等脾胃病证；体重节痛。

7. 配伍取穴：配公孙、大肠俞主治肠鸣、腹泻；配复溜、足三里主治腹胀。

8. 刺灸法：直刺 0.5 ～ 1 寸；可灸。

9. 其他：化疗恶心呕吐诸药诸针无效时，针刺公孙、太白、阴陵泉，往往效佳。

【天容】

1. 概述：所属手太阳小肠经。在颈部，下颌角后方，胸锁乳突肌的前缘凹陷中。

2. 图示：

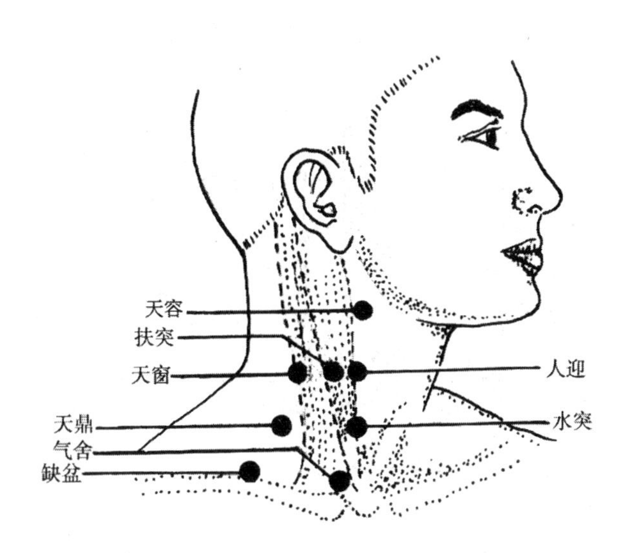

3. 英文名：Tianrong　国际编码：SI17

4. 取穴方法：正坐位，头微侧；在下颌角的后方，胸锁乳突肌的前缘凹陷处，即为本穴。

5. 解剖：在下颌角后方，胸锁乳突肌上部前缘，二腹肌后腹的下缘；前方有颈外浅静脉，颈内动、静脉；布有耳大神经的前支、面神经的颈支、副神经，其深层为交感神经干的颈上神经节。

6. 主治疾病：耳鸣、耳聋、咽喉肿痛等五官病证；头痛、颈项强痛。

7. 配伍取穴：配鱼际、少商主治咽喉肿痛；配听宫、中渚主治耳鸣、耳聋；配合金津、玉液、廉泉治疗咽喉部肿瘤。

8. 刺灸法：直刺 0.5 ～ 0.8 寸；可灸。

W

【胃俞】

1. 概述：所属足太阳膀胱经，为胃之背俞穴。在脊柱区，第 12 胸椎棘突下，后正中线旁开 1.5 寸。

2. 图示：

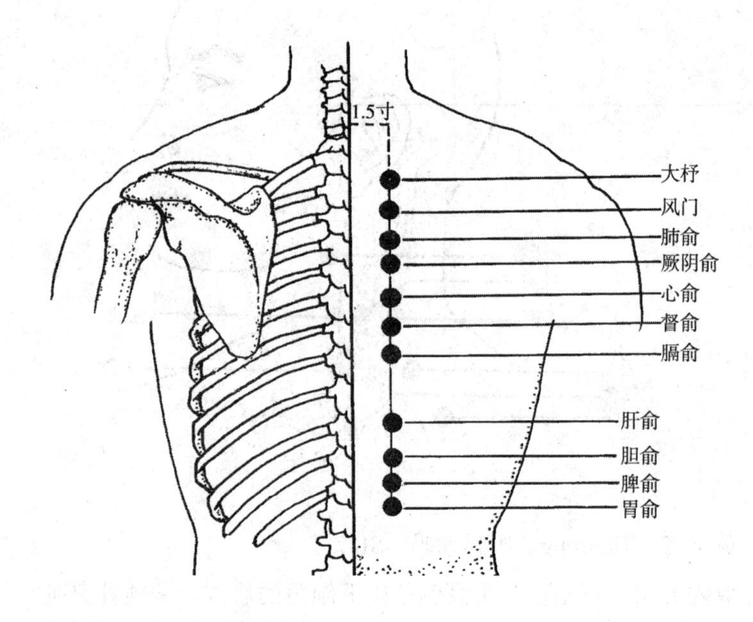

3. 英文名：Weishu　国际编码：BL21

4. 取穴方法：第 12 胸椎棘突下，旁开 1.5 寸处。

5. 解剖：在腰背筋膜、最长肌和髂肋肌之间；有肋下动、静脉后支；布有第 12 胸神经和第 1 腰神经后支的皮支，深层为第 12 胸神经和第 1 腰神经后支的肌支。

6. 主治疾病：胃脘痛、呕吐、腹胀、肠鸣等胃肠病证；多食善饥，身体消瘦。

7. 配伍取穴：配中脘主治胃痛、呕吐；配上巨虚主治泄泻。

8. 刺灸法：直刺 0.5 ～ 0.8 寸；可灸。

【委中】

1. 概述：所属足太阳膀胱经，为膀胱经之合穴、膀胱之下合穴。在膝后区，腘横纹中点。

2. 图示：

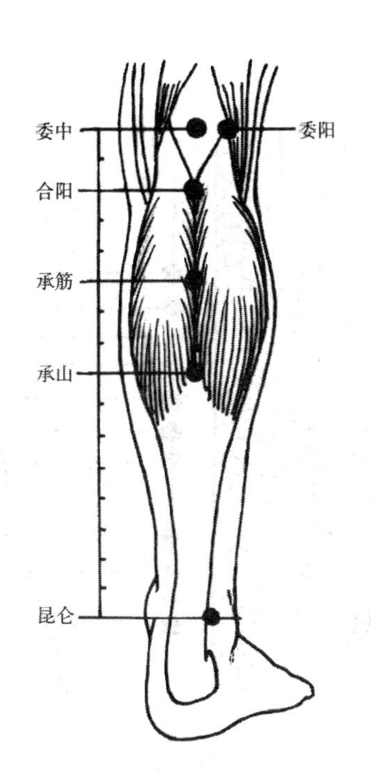

3. 英文名：Weizhong　国际编码：BL40

4. 取穴方法：在腘横纹上，股二头肌腱与半腱肌腱之间的中点处，即为本穴。

5. 解剖：在腘窝正中，有腘筋膜；皮下有股腘静脉，深层内侧为腘静脉，最深层为腘动脉；分布有股后皮神经，正当胫神经处。

6. 主治疾病：腰背痛、下肢痿痹、腰及下肢水肿等病证；腹痛、急性吐泻等急症；瘾疹，丹毒；小便不利，遗尿。

7. 配伍取穴：配肾俞、阳陵泉、腰阳关、太溪主治腰痛；配长强、上巨虚、次髎、承山主治便血。

8. 刺灸法：直刺 0.5 ～ 1 寸；或三棱针点刺出血；可灸。

9. 其他：委中三棱针刺血可治疗单侧下肢水肿。

X

【心俞】

1. 概述：所属足太阳膀胱经，为心之背俞穴。在脊柱区，第 5 胸椎棘突下，后正中线旁开 1.5 寸。

2. 图示：

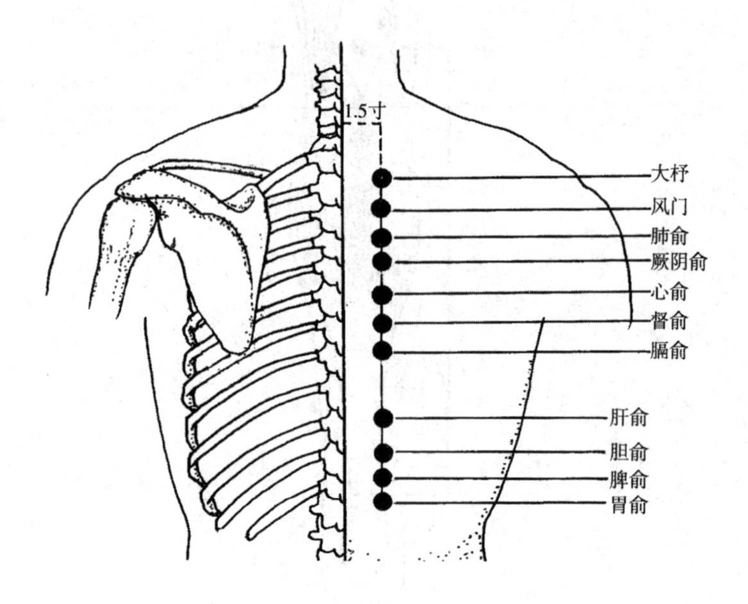

3. 英文名：Xinshu　国际编码：BL15

4. 取穴方法：第 5 胸椎棘突下，后正中线旁开 1.5 寸。

5. 解剖：有斜方肌、菱形肌，深层为最长肌；有第 5 肋间动、静脉后支；布有第 5、6 胸神经后支的内侧皮支，深层为第 5、6 胸神经后支的肌支。

6. 主治疾病：心痛、惊悸、失眠、健忘、癫痫等心与神志病证；咳嗽、咯血等肺系病证；盗汗、遗精；化疗后心脏毒性。

7. 配伍取穴：配巨阙主治心痛；配脾俞、神门、足三里、三阴交主治失眠健忘；配内关、血海、膈俞治疗化疗引起的心脏毒性。

8. 刺灸法：斜刺 0.5 ～ 0.8 寸；可灸。

【血海】

1. 概述：所属足太阴脾经。在股前区，髌底内侧端上 2 寸，股内侧肌隆起处。

2. 图示：

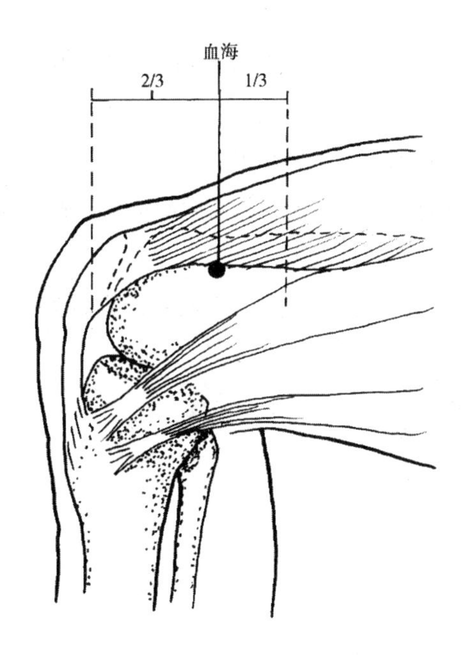

3. 英文名：Xuehai　国际编码：SP10

4. 取穴方法：绷腿时，股内侧肌的高点，约当股骨内上髁上 2 寸。

5. 解剖：在股骨内上髁上缘，股内侧肌中间；有股动、静脉肌支；布有股前皮神经及股神经肌支。

6. 主治疾病：月经不调、痛经、经闭等妇科病证；瘾疹、湿疹、丹毒等血热性皮肤病；膝股内侧痛。

7. 配伍取穴：配带脉主治月经不调；配曲池、合谷主治荨麻疹；配犊鼻、阳陵泉主治膝痛。

8. 刺灸法：直刺 1 ～ 1.5 寸；可灸。

【虚里】

1. 概述：虚里为胃之大络，位于左乳下心尖搏动处，是宗气汇聚之处，为十二经脉气所宗。诊虚里为切诊中按胸腹的内容之一。诊查虚里搏动的情况，可以了解宗气的强弱，病之虚实，预后之吉凶。

2. 英文名：Xuli

3. 取穴方法：位于左乳之下，心尖搏动处。通常位于左锁骨中线内，第 5 肋间隙。

4. 解剖：浅部为乳腺组织（男性主要由结缔组织构成，乳腺组织不明显），其下为胸大肌，深层有肋间内、外肌；有肋间动脉、胸壁浅静脉；有第 5 肋间神经外侧皮支，深层为肋间神经干。

5. 艾灸虚里可以治疗心包积液。注意女性需仰卧位，防乳房下垂影响位置。

6. 刺灸法：宜灸。

Y

【玉液】

1. 概述：属经外奇穴。在口腔内，舌系带右侧的静脉上。

2. 图示：

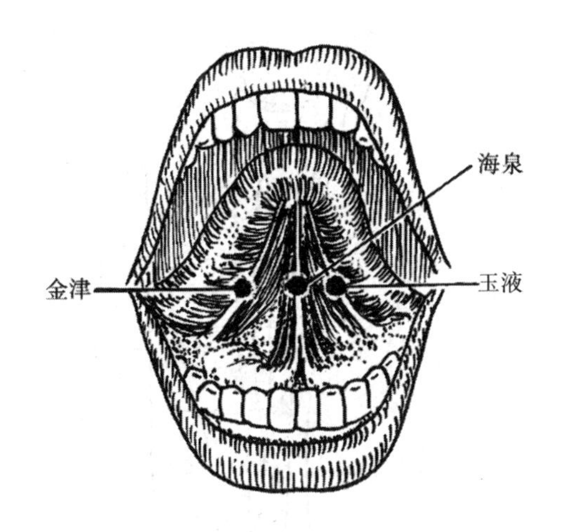

3. 英文名：Yuye　国际编码：EX-HN13

4. 取穴方法：正坐或仰卧位，张口；将舌向上卷至后方，舌系带右侧的经脉青筋隐约处，即为本穴。

5. 解剖：布有下颌神经的颌神经，舌下神经和面神经鼓索的神经纤维及舌动脉的分支舌深动脉，舌静脉的属支舌深静脉。

6. 主治疾病：舌强，舌肿，口疮，喉痹，口干，胃胀，进食哽噎，失语；消渴，呕吐，腹泻。

7. 配伍取穴：配廉泉、哑门主治中风舌强、语言謇塞；配承浆主治消渴病；配金津、廉泉治疗放疗口干口黏。

8. 刺灸法：点刺出血。

【阴陵泉】

1. 概述：所属足太阴脾经，为脾经之合穴。在小腿内侧，胫骨内侧髁下缘与胫骨内侧缘之间的凹陷中。

2. 图示：

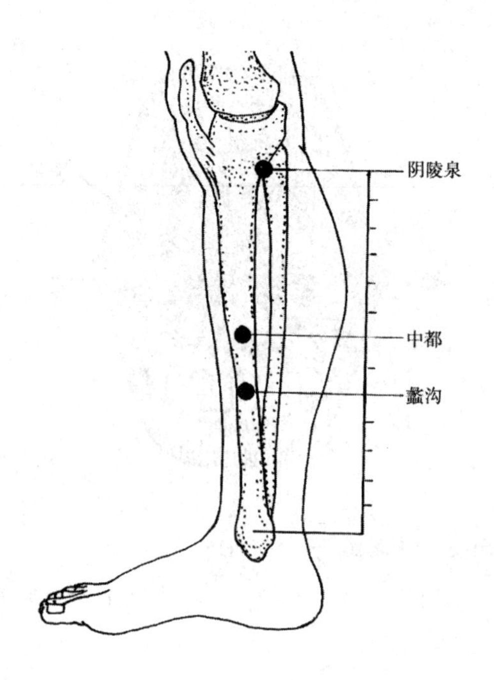

3. 英文名：Yinlingquan 国际编码：SP9

4. 取穴方法：沿胫骨内缘由下向上推，在胫骨向上弯曲处可触及一凹陷，即为本穴。

5. 解剖：在胫骨后缘和腓肠肌之间，比目鱼肌起点上；前方有大隐静脉、膝最上动脉，最深层有胫后动、静脉；布有小腿内侧皮神经本干，最深层有胫神经。

6. 主治疾病：腹胀、腹泻、水肿、黄疸；小便不利，遗尿，尿失禁；阴部痛，痛经，遗精；膝痛；下肢活动不利。

7. 配伍取穴：配足三里、上巨虚主治腹胀、腹泻；配中极、膀胱俞、三阴交主治小便不利；配合中脘、内关、足三里、神门等穴治疗化疗恶心呕吐。

8. 刺灸法：直刺 1 ～ 2 寸；可灸。

9. 其他：阴陵泉刺络拔罐可治疗肿瘤患者下肢活动不利。

【阳陵泉】

1. 概述：所属足少阳胆经，为胆经之合穴、胆之下合穴、八会穴之筋会。在小腿外侧，腓骨小头前下方凹陷中。

2. 图示：

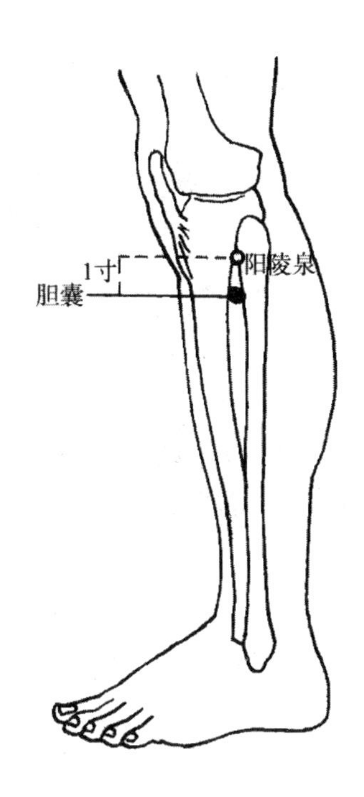

3. 英文名：Yanglingquan　国际编码：GB34

4. 取穴方法：腓骨小头的前下缘取之。

5. 解剖：在腓骨长、短肌中；有膝下外侧动、静脉；当腓总神经分为腓浅神经及腓深神经处。

6. 主治疾病：黄疸、胁痛、口苦、呕吐、吞酸等肝胆犯胃病证；膝肿痛、下肢痿痹及麻木等下肢疾患；小儿惊风；肩痛。

7. 配伍取穴：配支沟主治胁肋痛；配日月主治胆囊炎；配环跳、委中、悬钟等主治下肢痿痹。

8. 刺灸法：直刺或斜向下刺 1 ～ 1.5 寸；可灸。

9. 其他：阳陵泉下 3 寸可治疗肿瘤患者胁肋、肢体、颈部、锁骨上疼痛。

【涌泉】

1. 概述：所属足少阴肾经，为肾经之井穴。在足底，屈足卷趾时足心最凹陷中。

2. 图示：

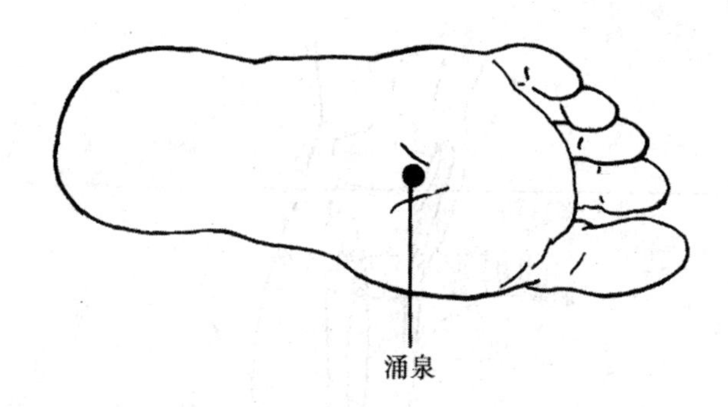

3. 英文名：Yongquan　国际编码：KI1

4. 取穴方法：足趾屈曲；足底第 2、3 趾蹼缘与足跟连线的前 1/3 与后 2/3 交点凹陷中。

5. 解剖：有趾短屈肌腱、趾长屈肌腱、第 2 蚓状肌，深层为骨间肌；有来自胫前动脉的足底弓；布有足底内侧神经分支。

6. 主治疾病：昏厥、中暑、小儿惊风、癫狂痫等急症及神志病证；头痛，头晕，目眩，失眠；咯血、咽喉肿痛、喉痹、失音等肺系病证；大便难，小便不利；奔豚气；足心热。

7. 配伍取穴：配水沟、内关主治昏厥；配前顶、印堂、神门主治小儿惊风；配太溪、照海、鱼际主治咽喉肿痛；艾灸涌泉配合针刺趾尖刺血治疗化疗手足综合征。

8. 刺灸法：直刺 0.5 ～ 1 寸；临床常用灸法或药物贴敷。

Z

【中极】

1. 概述：所属任脉，为膀胱之募穴。在下腹部，脐中下 4 寸，前正中线上。

2. 图示：

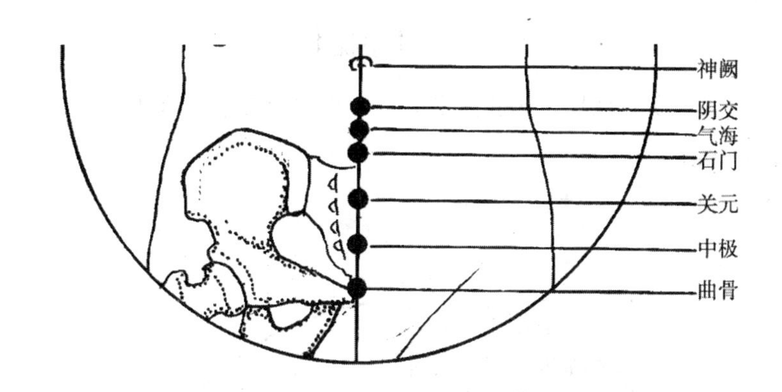

3. 英文名：Zhongji　国际编码：CV3

4. 取穴方法：将脐中与耻骨联合上缘中点的连线平分为五等份，该连线的上 4/5 与下 1/5 交点处即为本穴。

5. 解剖：在腹白线上，有腹壁浅动、静脉分支和腹壁下动、静脉分支；布有髂腹下神经的前皮支；深部为乙状结肠。

6. 主治疾病：遗尿、小便不利、癃闭等前阴病；遗精、阳痿、不育等男科疾病；月经不调、崩漏、阴挺、阴痒、不孕、产后恶露不尽、带下等妇科病证。

7. 配伍取穴：配地机、次髎主治痛经；配关元、三阴交主治遗精、阳痿；中极透曲骨，配三阴交、地机主治癃闭。

8. 刺灸法：直刺 1 ～ 1.5 寸，需排尿后进行针刺；可灸。孕妇慎用。

9. 针刺中极是治疗应用阿片类药物后小便不畅的有效方法。

【纵隔针下针处】

1. 概述：为胸骨柄与肋骨交界处。

2. 取穴方法：仰卧位；针尖自距离胸骨柄 3 寸附近 10º 角进针。

3. 主治疾病：纵隔肿瘤、肺部肿瘤及进食哽噎、呕吐等。

4. 刺灸法：直刺 1 ～ 1.5 寸

【中脘】

1. 概述：所属任脉，为胃之募穴，八会穴之腑会。在上腹部，脐中上 4 寸，前正中线上。

2. 图示：

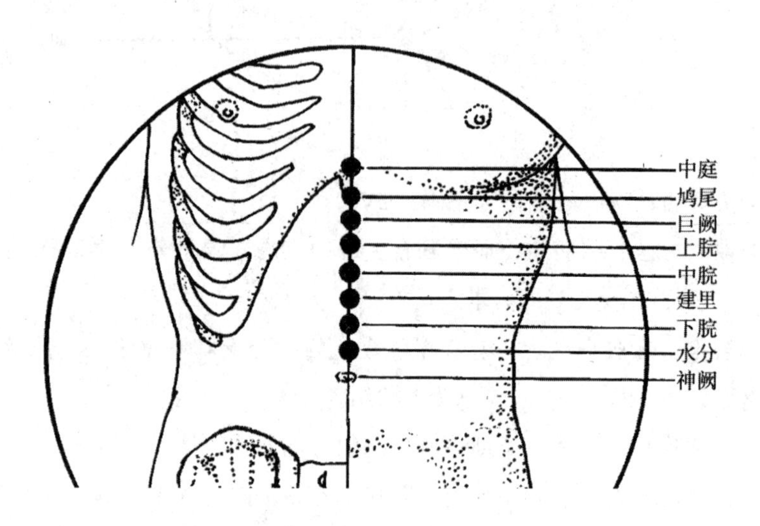

3. 英文名：Zhongwan　国际编码：CV12

4. 取穴方法：仰卧位；胸剑联合与脐中连线的中点，即为本穴。

5. 解剖：在腹白线上，有腹壁上动、静脉；布有第 7、8 肋间神经前皮支的内侧支；深部为胃幽门部。

6. 主治疾病：胃痛、腹胀、纳呆、呕吐、吞酸、呃逆、小儿疳积等脾胃病证；黄疸；癫狂，脏躁。

7. 配伍取穴：配足三里主治脘腹胀痛；配天枢、足三里、内庭主治霍乱吐泻；配合足三里、内关、阴陵泉、神门治疗化疗恶心呕吐。

8. 刺灸法：直刺 1 ～ 1.5 寸；可灸。

【足三里】

1. 概述：所属足阳明胃经，为胃经之合穴、胃之下合穴。在膝前区，髌韧带外侧凹陷的下三寸。

2. 图示：

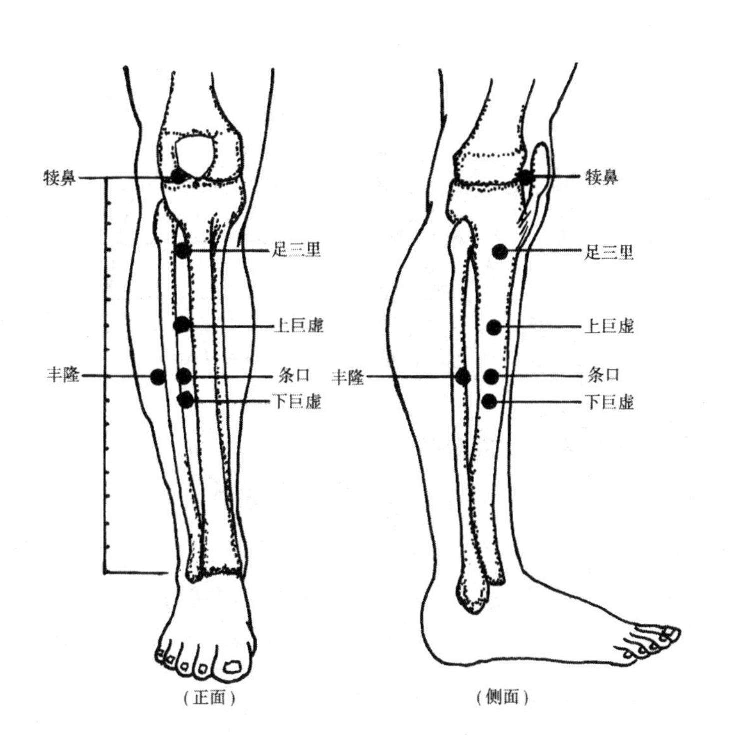

（正面）　（侧面）

3. 英文名：Zusanli　国际编码：ST36

4. 取穴方法：在小腿外侧，犊鼻下 3 寸，胫骨前嵴外 1 横指处，犊鼻与解溪连线上。

5. 解剖：在胫骨前肌、趾长伸肌之间；有胫前动、静脉；为腓肠外侧皮神经及隐神经的皮支分布处，深层当腓深神经。

6. 主治疾病：胃痛、呕吐、噎膈、腹胀、腹泻、痢疾、便秘等胃肠病证；下肢痿痹；癫狂等神志病；乳痈、肠痈等外科病证；虚劳诸证，为强壮保健要穴。

7. 配伍取穴：配中脘、内关主治胃脘痛；配脾俞、气海、肾俞主治虚证腹泻；配三阴交、神门治疗心悸；配合中脘、内关、阴陵泉、神门治疗化疗恶心呕吐。

8. 刺灸法：直刺 1 ～ 3 寸；可灸。

【至阳】

1. 所属督脉。在脊柱区，第 7 胸椎棘突下凹陷中，后正中线上。

2. 图示：

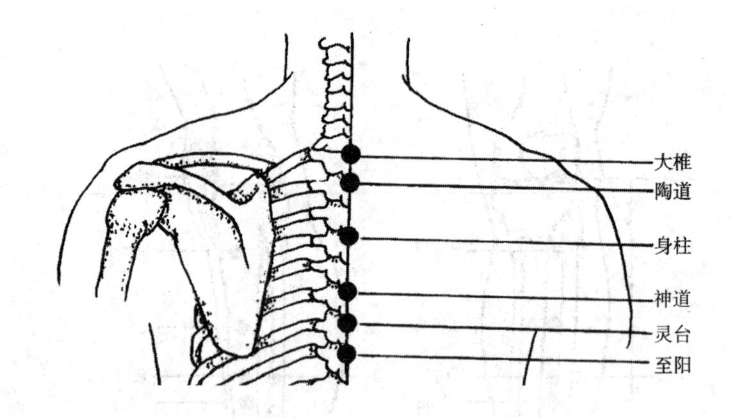

3. 英文名：Zhiyang　国际编码：GV9

4. 取穴方法：在脊柱区，第 7 胸椎棘突下凹陷中，后正中线上。

5. 解剖：在腰背筋膜、棘上韧带及棘间韧带中；有第 7 肋间动脉后支和棘间皮下静脉丛；布有第 7 胸神经后支的内侧支；深部为脊髓。

6. 主治疾病：黄疸、胸胁胀满等肝胆病证；咳嗽、气喘；腰背疼痛，脊强。

7. 配伍取穴：配阳陵泉、日月主治胁肋痛、黄疸、呕吐；配心俞、内关主治心律不齐、胸闷。

8. 刺灸法：向上斜刺 0.5 ～ 1 寸；可灸。

9. 其他：至阳刺络拔罐治疗黄疸有一定疗效。

（陈瑞欧整理）